Amer A. Taqa
Tariq Y. Qasab Bashi
Manar Nazar Yahya Nazhat

# Propriedades do Pó de Polimetilmetacrilato Tratado por Autoclave

Amer A. Taqa
Tariq Y. Qasab Bashi
Manar Nazar Yahya Nazhat

# Propriedades do Pó de Polimetilmetacrilato Tratado por Autoclave

## A Avaliação de Certas Propriedades do Pó de Polimetilmetacrilato Tratado por Autoclave. Um Estudo in Vitro

**ScienciaScripts**

Cover image: www.ingimage.com

This book is a translation from the original published under ISBN 978-3-659-81213-2.

Publisher:
Sciencia Scripts
is a trademark of
Dodo Books Indian Ocean Ltd. and OmniScriptum S.R.L publishing group

120 High Road, East Finchley, London, N2 9ED, United Kingdom
Str. Armeneasca 28/1, office 1, Chisinau MD-2012, Republic of Moldova, Europe
Printed at: see last page
**ISBN: 978-620-8-35856-3**

# Índice

## Reconhecimentos

Em primeiro lugar, agradeço a **Alá** por me ter inspirado com força, paciência e vontade de realizar o meu trabalho.

Gostaria de expressar os meus sinceros agradecimentos à **Universidade de Mosul e** à **Faculdade de Medicina Dentária** por me terem concedido a oportunidade de realizar os meus estudos de pós-graduação.

Os meus agradecimentos ao **Reitor da Faculdade de Medicina Dentária, Professor Assistente Dr. Talal H. AL-Salman**, pelo seu apoio aos estudantes de pós-graduação. Os meus profundos agradecimentos ao decano assistente para os assuntos científicos, **Professor Assistente Dr. Wael T. AL- Watar.**

Gostaria de expressar os meus profundos agradecimentos ao meu supervisor**, Professor Dr. Tariq Y. Qassab Bashi** pelos seus comentários construtivos, apoio e orientação ao longo do meu estudo.

Um agradecimento especial ao meu supervisor**, Professor Dr. Amer A. Taqa**, pelas suas observações atentas, conselhos valiosos, ajuda, apoio e encorajamento sem fim ao longo do meu estudo.

Gostaria de expressar os meus agradecimentos profundos e especiais à **Professora Dra. Nadira A. Hatim** pelo seu apoio científico, ajuda, acompanhamento contínuo e encorajamento sem fim ao longo deste estudo.

Os meus profundos agradecimentos são devidos ao chefe do departamento de Dentisteria Protética, ao **Professor Assistente Dr. Radhwan H. Hasan**, pelos seus generosos esforços e conselhos.

Os meus agradecimentos vão para o **professor Dr. Karam Jazrawi** pela sua cooperação na realização da análise estatística dos resultados da minha tese.

Os meus agradecimentos são devidos a todo o pessoal do **Departamento de Mecânica da Faculdade de Engenharia da Universidade de Mosul**, pela sua cooperação nos ensaios mecânicos.

Os meus profundos agradecimentos a todo o pessoal da **Al-Kindy Company em Mosul** pela sua cooperação nos ensaios mecânicos e químicos.

Gostaria de expressar os meus agradecimentos ao **Engenheiro Chefe Nabil Gh. M. Al - Taleb da empresa Al - Kindy** pela sua ajuda e cooperação no meu trabalho neste estudo.

Os meus agradecimentos são devidos ao **Dr. Hamed A. Saleh** pela sua ajuda na realização do teste DSC / **Faculdade de Ciências - Universidade de Mosul** neste estudo.

Agradecimentos profundos e appereciation ao **pessoal docente do Departamento de Dentisteria Protética** pela sua cooperação.

Por último, gostaria de expressar os meus profundos agradecimentos à **minha família** pelo seu apoio, ajuda, incentivo e paciência para ultrapassar as dificuldades do meu trabalho.

**Manar N. Nazhat**

## Resumo

## Introdução :-

Embora a maioria das propriedades físicas, químicas e mecânicas da resina de base de dentadura polimerizada pela polimerização térmica convencional tenha sido estudada, o efeito do processamento em autoclave nestas propriedades não foi totalmente determinado. O efeito da autoclave no pó acrílico não foi estudado anteriormente.

## Objectivos do estudo :-

Os objectivos deste estudo são investigar o efeito da autoclave no próprio pó acílico para melhorar algumas propriedades, comparando estas amostras curadas com amostras de controlo, e estudar o efeito de diferentes técnicas de polimerização (processo de cura por dois ciclos de banho-maria e cura por autoclave) em algumas propriedades do material de base de resina acrílica para dentaduras.

## Materiais e métodos :-

O tipo regular VertexTM foi o material de base de dentadura acrílica curado pelo calor incluído neste estudo. Foi preparado um total de (360) espécimes, os quais foram agrupados em seis grupos. Três grupos de controlo da resina acrílica Vertex (grupo A) foram curados pela técnica convencional de banho-maria (74 °C durante 90 minutos e depois fervidos durante 30 minutos), (grupo B) foram curados por banho-maria (100 °C durante 30 minutos) e (grupo C) foram curados por autoclave (120 °C sob 1,4 bar durante 30 minutos). Os outros três grupos de resina acrílica Vertex, após tratamento do pó por autoclave a 132 °C durante 4 horas, foram agrupados em (A1, B1 e C1) e curados como anteriormente.

O efeito do tratamento do pó por autoclave foi comparado com os grupos de controlo através da medição do teste de resistência transversal, do teste de dureza por indentação, do teste de rugosidade da superfície, do teste de resistência à tração, do teste de sorção e solubilidade da água, do teste de porosidade, do teste de propriedades de cor, do teste de densidade, do teste do ponto de fusão, do teste de retração da polimerização, dos testes de análise térmica e da análise do monómero residual por (HPLC). Os resultados do estudo foram analisados estatisticamente pelo software SPSS.

## Resultados :-

Os resultados mostraram que houve um aumento significativo da resistência transversal, do ponto de fusão e uma diminuição do teste de dureza por indentação, do teste de resistência à tração, do teste de sorção de água, do teste de densidade e do teste de monómero residual em todos os grupos de estudo. O teste de rugosidade da superfície, o teste de solubilidade em água, o teste de porosidade, o teste de retração da polimerização mostraram que não havia diferenças significativas em todos os grupos de estudo. Os testes de análise térmica mostraram que houve uma alteração no pó de acrílico tratado por autoclave em comparação com os grupos de controlo.

## Conclusões :-

À luz dos resultados anteriores, o tratamento do pó de (PMMA) por autoclave produz um efeito sobre o pó tratado, melhorando algumas propriedades da resina acrílica. O tratamento do pó acrílico em autoclave altera o seu comportamento térmico. A técnica de processamento em autoclave é uma boa alternativa à técnica convencional de processamento em banho-maria.

## Lista de abreviaturas

| Abbreviation | Name |
|---|---|
| % | Percentage |
| a | Degree of redness and greenness |
| Abs | Absorbance. |
| A.C | Alternative current. |
| ADA | American Dental Association. |
| ANOVA | Analysis of variance. |
| app | Approximately. |
| b | Degree of yellowness and blueness |
| BC | Before christ |
| C | Chroma |
| C = C | Carbon – Carbon double bond |
| C - C | Carbon – Carbon single bond |
| C = O | Carbonyl – Oxygen double bond |
| °C | Degree centigrade |
| CIE | Commision Internationale de L' Eclairage |
| $cm^3$ | Cubic centimeter |
| DC | Degree of conversion |
| df | Degree of freedom |
| DSC | Differntial scanning calorimatry |
| FTIR | Fourier transform infrared spectrascopy |
| gm. | Gram |
| g / ml | Gram / milliliter |
| G Pa | Gega pascale |
| H | Hue |
| HPLC | High performance liquid chromatography |
| ISO | International standard organization |
| Kg | kilogram |
| Kg.f / $cm^2$ | Kilogram. force / square centimeter |
| L | Lightness |
| $m^3$ | Cubic meter |
| mg | Milligram |
| µg | Micro gram |
| µg / ml | Micro gram / milliliter |
| min | Minute |

| Abbreviation | Name |
|---|---|
| MMA | Methyl methacrylate |
| Mpa | Mega Pascale |
| $mm^2$ | Square millimeter |
| μm | Micrometer |
| $mm^3$ | Cubic millimeter |
| N | Newton |
| nm | Nanometer |
| No. | Number |
| PMMA | Polymethylmethacrylate |
| Pr. | Pressure |
| Psi | Pounds per square inch |
| SD | Standerd deviation |
| TA | Thermal analysis |
| Tg | Temperature resistance |
| TGA | Thermogravimetry |
| $T_m$ | Temperature melting |
| UV | Ultra violet |
| V | Voltage |
| vol | Volume |
| W | Watt |
| wt | weight |
| wt / wt | weight /weight |
| ΔE | Colour difference |

# Capítulo 1

## Introdução

O polimetilmetacrilato (PMMA) é um polímero termoplástico, o material original foi visto como substituto do vidro numa variedade de aplicações, e é atualmente usado extensivamente em aplicações de glasing. O material é um dos polímeros mais duros, rígido, com acabamento brilhante e boa resistência (António, 2000).

O polimetilmetacrilato (PMMA), que é ($C_5O_2H_8$), está a ser utilizado em medicina dentária para vários fins, como o fabrico de bases de próteses, dentes artificiais, restaurações provisórias, talas cirúrgicas, stents e aplicações ortodônticas. É o material de eleição para próteses dentárias completas amovíveis (Jagger *et al.,* 2002; Lee *et al.*, 2002).

Para desenvolver materiais de base de prótese mais resistentes à fratura, foram propostas diferentes abordagens e os polímeros foram modificados para melhorar as propriedades de resistência (Meng e Latta, 2005).

Foram efectuadas muitas tentativas para modificar o (PMMA), tirando partido do vasto leque de modificações disponíveis na química dos polímeros.

Para aplicações dentárias (PMMA) são modificados por ligações cruzadas para melhorar a dureza e a rigidez (aumenta o peso molecular), aumentar a resistência à fissuração (pequenas fissuras que se originam na margem dos dentes - dentadura), o desgaste e a resistência aos solventes, mas isto aumenta a fragilidade (Yunus *et al.*, 2005).

Os processos de polimerização têm sido modificados com o objetivo de melhorar as propriedades físicas e mecânicas destes materiais e também para facilitar o trabalho técnico do profissional. Diferentes métodos de polimerização têm sido utilizados, tais como calor, luz, energia química e micro-ondas (Azzari *et al.*, 2003).

A técnica de processamento em banho-maria tem sido a técnica de polimerização mais utilizada convencionalmente. O material de resina acrílica convencional pode ser polimerizado em autoclave, requer menos de 1 hora para a polimerização e utiliza equipamento convencional. A polimerização por micro-ondas ou por autoclave tem mostrado propriedades físicas e mecânicas comparáveis às da técnica de banho-maria (Tylor, 1994).

O teor de monómero residual pode estar diretamente relacionado com a resistência à fadiga por flexão da resina acrílica, o que nos leva a pensar que é melhor utilizar a autoclave como uma boa alternativa à técnica convencional de processamento em banho-maria ou utilizar a autoclave no tratamento do pó de (PMMA).

## Objectivos do estudo

O presente estudo tem por objetivo :-

1- Investigar o efeito da autoclave em algumas propriedades físicas, químicas, mecânicas e em alguns comportamentos térmicos do pó de (PMMA) por cura em banho-maria e por cura em autoclave.

2- Estudar o efeito de diferentes técnicas de polimerização (processo de cura por dois ciclos de banho-maria e cura por autoclave) em algumas propriedades físicas, químicas, mecânicas e alguns comportamentos térmicos do material de base de resina acrílica para dentaduras.

# Capítulo 2

# Revisão da literatura

## 2.1: História :-

A história da prótese total para o tratamento do edentulismo remonta a 700 a.C. Desde então, foram utilizados vários materiais como osso, madeira, marfim e borrachas vulcanizadas para fabricar próteses totais. Durante o início do século XX, foram utilizados o cloreto de polivinilo, o acetato de vinilo e a modificação de plásticos de celulose (Meng e Latta, 2005).

As próteses dentárias ocupam o segundo lugar nas diferentes aplicações mais utilizadas pela população idosa, logo a seguir aos óculos. Este facto está relacionado com o número de pessoas idosas (60 e mais anos) (Meng e Latta, 2005).

Em 1937, o PMMA foi utilizado como material de base de dentadura e verificou-se que era o material mais superior a todas as outras dentaduras, tendo-se tornado popular durante a década de 1940 (Uzun *et al.,* 1999).

As próteses dentárias são predominantemente feitas de polimetacrilato de metilo e este tipo de processo foi introduzido há quase 84 anos. É muito popular porque é operado com gesso, a partir do qual pode ser preenchido com massa acrílica, que é fácil de operar (Vallitu, 1996; Gangadhar e Salah, 2001).

Apesar de a resina acrílica ser considerada rígida, é um material relativamente macio que pode ser facilmente acabado e polido com materiais pouco abrasivos normalmente utilizados em laboratórios de próteses (Ulusag *et al.*, 1986).

A resina de polimetilmetacrilato (PMMA) tem sido utilizada como base de dentadura devido às suas propriedades desejáveis de excelente estética, baixa sorção de água e solubilidade, relativa falta de toxicidade, capacidade de reparação e técnica de processamento simples (Turner, 1982). Por outro lado, foram descritas algumas desvantagens. A hipersensibilidade ao (PMMA) e a reação alérgica ao monómero residual, que pode causar citotoxicidade em alguns pacientes, durante o serviço a longo prazo, a flacidez, o inchaço e a contração são os principais mecanismos de deformação que podem surgir (Tucker, 1981; Jarge *et al.*, 2003).

O polimetilmetacrilato (PMMA) tem uma resistência ao impacto relativamente baixa, causando a fratura da prótese de base acrílica (Lai *et al.*, 2004; Faot *et al.*, 2006).

O polimetilmetacrilato (PMMA) é um polímero amorfo, proveniente da família dos acrilatos e tem uma transparência ótica muito boa (0,05 / m de absorção), é um plástico com um elevado brilho superficial, alto brilho, uma transparência clara e classificado como um material duro, rígido mas quebradiço, com uma temperatura de transição vítrea de 105°C (Turner, 1982).

O polimetilmetacrilato (PMMA) tem propriedades de processamento favoráveis, boa termoformagem e pode ser modificado com pigmentos e absorventes de UV (Kine e Navak, 1985).

Para melhorar as propriedades mecânicas das bases de prótese de (PMMA) através do reforço com fibras (vidro ou carbono) e também por modificação química (John *et* al., 2001; Jagger *et al.,* 2002).

Os materiais de base de prótese modificados tornaram-se disponíveis com níveis de absorção de água melhorados e com uma resistência superior à flexão e ao impacto (Yunus *et al.*, 2005).

Os polímeros são facilmente acabados - rectificados e polidos sem derreterem devido ao aumento da resistência térmica através de ligações cruzadas.

A polimerização depende da ligação do monómero com o radical livre do polímero, quanto mais a temperatura aumenta, mais rápidas são as moléculas e mais completa é a reação de polimerização (Memon *et al.*, 2001).

Embora tenham sido introduzidos vários materiais novos, como o poliestireno e o acrilato de dimetilo de uretano ativado por luz, o PMMA continuou a ser o material de eleição para próteses totais e parciais (Lia *et al.*, 2004).

## 2.2: Propriedades do material de prótese ideal :-

Desde que o (PMMA) foi introduzido, a maior parte da investigação sobre materiais de base de prótese centrou-se no desenvolvimento de materiais com maior resistência, níveis mais baixos de monómero residual após o processamento, melhor estabilidade dimensional, maior radiopacidade e melhor resistência à infiltração de cândida (Dhir *et al.*, 2007).

Para que um material seja bem sucedido como base de dentadura, deve ser aceitável para utilização pelo técnico dentário, pelo cirurgião dentário e, mais importante, pelo doente. Para cumprir os requisitos de todos os acima mencionados, o material deve ter as caraterísticas mecânicas, estáveis, físicas, biocompatíveis e estéticas, como se mostra na Tabela (2.1)

(Grant, 1992).

**Tabela (2.1): Propriedades ideais do material da base da prótese (Grant, 1992):-**

| **Mecânica** | **Físico** | **Biocompatível** | **Estética** | **Outros** |
|---|---|---|---|---|
| Resistência transversal adequada. | Conduzir o calor | Não tóxico e não irritante | Pigmentável | Baixo custo |
| Elevado módulo de elasticidade | Coeficiente de expansão térmica | Insolúvel em fluidos orais | Translúcido | Fácil de limpar (higiénico) |
| Limite proporcional elevado | Menor densidade (peso leve) | Não absorvente | Altamente polível | Fácil de fabricar |
| Elevada resistência ao impacto | Ponto de fusão superior ao dos alimentos | Inerte | | Radiopeça |
| Resistência à abrasão | Dimensionalmente estável | | | |

Ainda não foi desenvolvido nenhum material de base de prótese que preencha completamente todos os critérios de sucesso.

O polimetilmetacrilato (PMMA) está longe de ser um material de base de prótese perfeito. Apresenta contração volumétrica durante a polimerização, o que leva a alterações dimensionais na base da prótese produzida a partir do padrão primário de cera (Combe, 1992; Anusavice, 2004). Outras distorções e imprecisões são induzidas devido ao elevado coeficiente de expansão térmica exibido pelo (PMMA) (aprox. $80 \times 10^{-6}$ / °C) (Combe, 1992).

Infelizmente, as bases das próteses construídas em (PMMA) não são radiopacas, pelo que não são detectáveis nas radiografias. Isto significa que, se uma prótese construída em (PMMA) fraturar e for acidentalmente inalada ou engolida, não pode ser detectada por meios radiográficos (Murry *et al.*, 2007).

O polimetilmetacrilato (PMMA) continua a ser a escolha mais popular para a prótese removível devido ao seu custo relativamente baixo e à facilidade de utilização, tanto a nível clínico como no fabrico em laboratório (Phoneix, 1996; Meng e Latta, 2005).

## 2.3: Química do (PMMA) :-

## 2.3.1: Composição de (PMMA) :-

O polimetilmetacrilato (PMMA) é uma resina acrílica, o termo genérico para qualquer polímero à base de ácido acrílico (Darvell, 2002).

É um polímero com unidades estruturais químicas derivadas de unidades de metacrilato de metilo e representa as unidades estruturais químicas repetitivas mais simples a partir das quais o polímero é composto, o que se designa por monómero (O'Brien, 2002).

O polímero é um composto químico constituído por moléculas gigantes (MACROMOLÉCULAS) formadas pela união de muitas unidades "poli" pequenas unidades repetitivas "mers" (Darvell, 2002).

Os polímeros têm um papel importante na medicina dentária, sendo os materiais de moldagem mais utilizados, tais como (alginato, poliéteres, polissulfureto e silicone), outras utilizações dos polímeros são em próteses dentárias, coroas provisórias, condicionadores de tecidos e material de enchimento endodôntico (Ebraheem, 2014).

## 2.3.2: Polimerização de (PMMA) :-

A polimerização do (PMMA) envolve uma série de reacções químicas. Estas são a iniciação, a propagação, a terminação, a transferência de cadeia e a taticidade (Darvell, 2002).

O polimetilmetacrilato (PMMA) é formado pela polimerização por adição de múltiplas moléculas de metilmetacrilato na presença de um iniciador, normalmente peróxido de benzoíla (Combe, 1992).

O peróxido de benzilo, na presença de calor ou de ativação química, decompõe-se em radicais livres. Estes actuam sobre o grupo vinil do metacrilato de metilo, abrindo a ligação dupla e provocando a formação de uma nova ligação simples de carbono. Isto é conhecido como uma reação em cadeia de polimerização por adição de radicais livres (Anusavice, 2004).

Durante o processo de polimerização, podem unir-se duas cadeias poliméricas ou mais, dependendo da quantidade de dimetacrilato de glicol incluída na mistura (Harrison *et al.*, 1978).

A abertura de cada ligação dupla resulta na produção de outro radical livre, que por sua vez pode atacar e unir-se a outra ligação dupla. Isto resulta na produção de outro radical livre e a continuação da reação é referida como propagação da cadeia. Pensa-se que todos os ataques de radicais livres neste ponto ligam os resíduos de metacrilato de metilo entre si por pontes de metileno (- $CH_2$-). Estas cadeias que transportam radicais livres activos são designadas por cadeias vivas ou em crescimento (Combe, 1992).

A terminação da cadeia pode ocorrer em qualquer altura e depende da concentração de radicais livres disponíveis. A terminação da cadeia resulta da reação mútua de dois radicais livres. Estes radicais livres podem ser provenientes de uma cadeia ou de um iniciador. A transferência de um átomo de hidrogénio de qualquer ponto do sistema para o radical livre atacante resulta na terminação de uma reação em cadeia e na estimulação de outra (Greener, 1972; Darvell, 2002; Brewer, 2010).

Esta nova reação em cadeia pode ou não incidir sobre uma cadeia polimérica existente (Anusavice, 2004).

O radical livre formado a partir da ligação dupla do metacrilato de metilo não é simétrico. Isto resulta num átomo de carbono que também tem um ambiente simétrico após a reação, o polímero resultante é um tátil como se mostra na Figura (2.1).



**Figura (2.1): Polimerização por adição do monómero metilmetacrilato (Brewer, 2010).**

As caraterísticas da polimerização por adição, de acordo com (Brewer, 2010), são as seguintes :-

- Partir de um centro ativo (apenas estas moléculas são capazes de reagir).

- Os monómeros adicionam-se sequencialmente à extremidade de uma cadeia em crescimento.

- É muito rápida e exotérmica.

- Produz polímeros de elevado peso molecular.

Os tipos de polimerização por adição estão de acordo com (Branddrup *et al.*, 1999) :-

- O centro ativo da polimerização por radicais livres é um radical (contém um eletrão não emparelhado) e o local de propagação da reatividade é um radical de carbono.

- Polimerização catiónica, o centro ativo é um ácido e o local de propagação da reatividade é carregado positivamente.

- Polimerização aniónica, o centro ativo é um nucleófilo e o local de propagação da reatividade é carregado negativamente.

**Tabela (2.2): Alguns polímeros comuns preparados por polimerização por adição (Brewer, 2010).**

| Name(s) | Formula | Monomer | Properties |
|---|---|---|---|
| **Polyethylene** low density (LDPE) | $-(CH_2-CH_2)_n-$ | ethylene $CH_2=CH_2$ | soft, waxy solid |
| **Polyethylene** high density (HDPE) | $-(CH_2-CH_2)_n-$ | ethylene $CH_2=CH_2$ | rigid, translucent solid |
| **Polypropylene** (PP) different grades | $-[CH_2-CH(CH_3)]_n-$ | propylene $CH_2=CHCH_3$ | atactic: soft, elastic solid<br>isotactic: hard, strong solid |
| **Poly(vinyl chloride)** (PVC) | $-(CH_2-CHCl)_n-$ | vinyl chloride $CH_2=CHCl$ | strong rigid solid |
| **Polystyrene** (PS) | $-[CH_2-CH(C_6H_5)]_n-$ | styrene $CH_2=CHC_6H_5$ | hard, rigid, clear solid soluble in organic solvents |
| **Polytetrafluoroethylene** (PTFE, Teflon) | $-(CF_2-CF_2)_n-$ | tetrafluoroethylene $CF_2=CF_2$ | resistant, smooth solid |
| **Poly(methyl methacrylate)** (PMMA, Lucite, Plexiglas) | $-[CH_2-C(CH_3)CO_2CH_3]_n-$ | methyl methacrylate $CH_2=C(CH_3)CO_2CH_3$ | hard, transparent solid |
| **cis-Polyisoprene** natural rubber | $-[CH_2-CH=C(CH_3)-CH_2]_n-$ | isoprene $CH_2=CH-C(CH_3)=CH_2$ | soft, sticky solid |

As caraterísticas da polimerização por etapas de crescimento, de acordo com (Brewer, 2010), são as seguintes: -

- Procede por reacções convencionais de grupos funcionais (condensação, adição).
- Necessita de pelo menos dois grupos funcionais por reagente.
- Qualquer molécula de monómero tem a mesma probabilidade de reagir.
- Após uma reação elementar, a capacidade de crescimento mantém-se.
- Combina dois reagentes diferentes numa estrutura alternada.
- Os polímeros são formados mais lentamente do que por polimerização por adição.
- Os polímeros são geralmente de menor peso molecular

Existem dois tipos de polimerização por etapas de crescimento: a poli condensação e a poli adição.

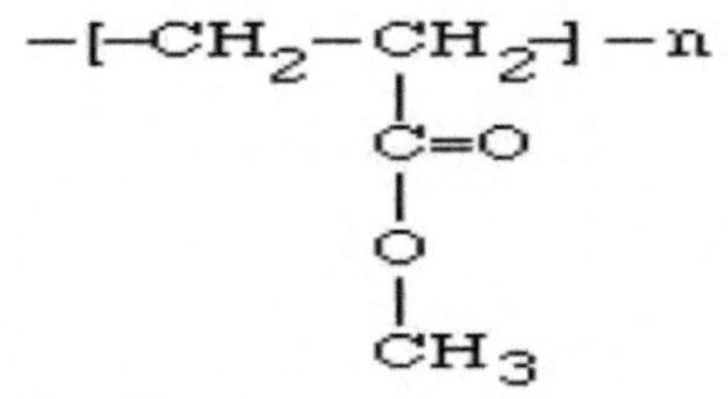

$$-[-CH_2-\underset{\underset{\underset{CH_3}{|}}{\underset{O}{|}}}{\underset{C=O}{|}}{CH_2}]-n$$

Figura (2.2): Unidade de repetição de poli(metacrilato de metilo) (Brewer, 2010).

Tabela (2.3): Poucos polímeros comuns preparados via polimerização por etapas (Brewer, 2010).

| Formula | Type | Components | $T_m$ °C |
|---|---|---|---|
| 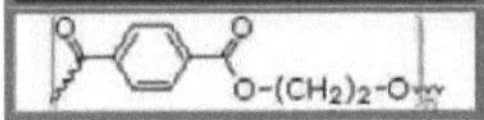 O-$(CH_2)_2$-O | **polyester** Mylar | Phthalic acids | Instruments, matrices |
| 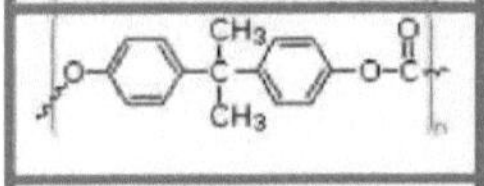 $CH_3$ … O-C … $CH_3$ | **polycarbonate** | (Bisphenol A) phosgene | Artificial teeth, Veneering shells, Prefabricated crowns, orthodontic brackets |
| ~[CO(CH$_2$)$_4$CO-NH(CH$_2$)$_6$NH]$_n$~ | **polyamide** Nylon 66 | HO$_2$C-(CH$_2$)$_4$-CO$_2$H H$_2$N-(CH$_2$)$_6$-NH$_2$ | Surgical suture materials |
| ~[CO(CH$_2$)$_5$NH]$_n$~ | **polyamide** Nylon 6 Perlon | 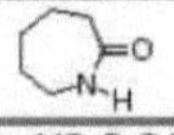 O, N-H | Surgical suture materials |
| 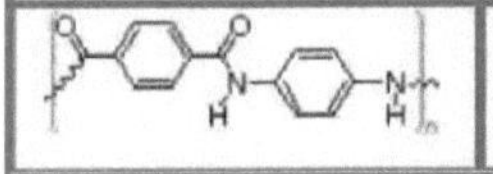 N-H, N-H | **polyamide** Kevlar | para HO$_2$C-C$_6$H$_4$-CO$_2$H para H$_2$N-C$_6$H$_4$-NH$_2$ | Fibre reinforced splints |
| 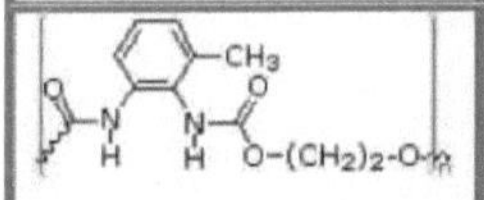 $CH_3$, N-H, N-H, O-$(CH_2)_2$-O | **Toluene diisocyanate** | HOCH$_2$CH$_2$OH 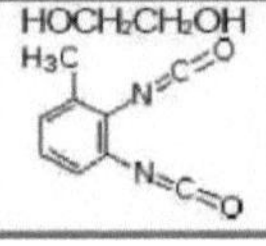 H$_3$C N=C=O N=C=O | Die materials |

## 1.1.1.1: Mecanismo de polimerização do (PMMA) :-

A reação de polimerização é altamente exotérmica e o calor da polimerização não pode ser rapidamente dissipado do meio viscoso.

O polimetilmetacrilato (PMMA) pode ser produzido utilizando uma variedade de mecanismos de polimerização, sendo a técnica mais comum o radical livre de polimerização do (MMA). O radical livre de polimerização de acrilatos e metacrilatos é uma polimerização em cadeia através da ligação dupla do monómero, a polimerização de radical livre de (MMA) pode ser realizada de forma homogénea (Kine e Navak, 1985).

A polimerização do (MMA) apresenta uma taxa de propagação em duas fases. Na primeira fase, a taxa de polimerização é elevada, depois, na segunda fase, a taxa diminui e a percentagem de conversão de monómero em polímero varia quase linearmente com o tempo em cada fase (Branddrup *et al.*, 1999).

Ao contrário de muitos tipos de polimerização, não é necessária a secura absoluta. Numa polimerização bem sucedida, todo o oxigénio deve ser removido da polimerização e o oxigénio termina a polimerização radicalar (Kine e Navak, 1985).

A polimerização induzida por luz é considerada uma das técnicas mais eficientes para a produção rápida de materiais poliméricos.

A fotopolimerização é frequentemente o método de escolha para uma polimerização rápida, ao estilo de montagem. A maioria das resinas fotossensíveis são feitas de acrilato em vez de metacrilatos. A imersão da prótese fabricada com resina fotopolimerizada durante 24 horas antes da inserção tem sido recomendada para minimizar a exposição do tecido oral a substâncias citotóxicas, como o metacrilato de metilo (Bartolini *et al.*, 2000).

Os métodos e as condições de polimerização do acrilato, as propriedades da saliva, a mastigação e a presença de microrganismos na cavidade oral podem ser responsáveis pela libertação de monómeros residuais e o aumento do tempo de polimerização pode diminuir a toxicidade da resina (Odian, 1981).

A polimerização do (MMA) é mais frequentemente iniciada pelo calor, após o aquecimento o iniciador térmico forma radicais livres que iniciam a polimerização (Branddrup *et al.*, 1999).

A polimerização por radicais livres é uma polimerização em cadeia e produz um elevado peso molecular de (PMMA) a alta conversão com baixo monómero, elevado polímero e espécies iniciadoras são detectadas, permitindo que a polimerização se complete e aumente a percentagem total de polímero (Branddrup *et al.*, 1999).

Os inibidores são adicionados normalmente (0,01 - 0,005) % em peso para prolongar a vida útil do monómero restringindo a polimerização espontânea, diminuir a sensibilidade ambiental e prolongar o tempo de trabalho (Odian, 1981).

Os inibidores param todos os radicais, e toda a polimerização pára completamente até que o inibidor seja consumido. Os retardadores são menos eficazes e só param uma parte dos radicais. A diferença entre inibidores e retardadores é uma questão de grau. O oxigénio é um inibidor bem conhecido e poderoso que reage com os radicais para formar radicais peroxi relativamente pouco reactivos e formar produtos inactivos (Odian, 1981; Branddrup *et al.*, 1999). Entre outros inibidores que podem estar presentes para garantir um armazenamento seguro, encontra-se a hidroquinona de éster monometílico que pode ser removida antes da polimerização por destilação cuidadosa numa atmosfera de azoto ou passando através de uma coluna de remoção de inibidores contendo sílica básica ou esferas de remoção de inibidores (McGrath *et al.*, 2001).

### 1.1.3: Modificações de (PMMA) para aplicações dentárias:-

Em aplicações dentárias, o (PMMA) pode ser modificado de acordo com (Mc Grath *et al.*, 2001; Darvell, 2002; Brewer, 2010) pelo seguinte :-

- As ligações cruzadas melhoram a dureza e a rigidez através do aumento do peso molecular, aumentam a resistência à fissuração por pequenas fissuras que surgem na margem da prótese dentária e a resistência aos solventes, mas aumentam a fragilidade.

- A copolimerização com monómeros acrílicos, metacrílicos e butadieno perturba a ordem intermolecular regular de um polímero que diminui a temperatura de amolecimento, melhora a resistência à fadiga e ao impacto e aumenta a taxa de dissolução do (MMA).

- Mistura de vários polímeros de (MMA) para aumentar a taxa de dissolução em (MMA) e diminuir a temperatura de amolecimento.

- Plastificantes que são compostos de alto ponto de ebulição que incham o polímero (ftalatos - ftalatos de dibutilo / dioctilo) para reduzir a rigidez, a dureza, o ponto de amolecimento e para preparar materiais de revestimento flexíveis ou combinações de copolímeros (MMA) com plastificantes.

### 1.1.4: Propriedades do (PMMA) :-

O (PMMA) de acordo com (Noort, 2002; McCabe e Walls, 2008) tem as seguintes propriedades :-

- Transparência com elevada nitidez.

- Baixa absorção de luz visível e UV até (250 nm).

- Densidade 1,19 gm / $cm^3$ (provoca contração / encolhimento da polimerização aprox. 22 % vol).

- Resistência à compressão até (90 - 100) M.pa.

- Muito rígido - módulo de elasticidade superior a (2,4 G.Pa.).
- Sorção de água até aprox. 1,0 wt.
- Resistência à temperatura Tg = 120 -125 °C.
- Solúvel em solventes orgânicos (MMA, acetona, tolueno, etc.).
- Fácil de reparar.
- Radiopaco.
- Resistência ao crescimento bacteriano.
- Reprodução exacta dos detalhes da superfície.

Os inibidores são adicionados ao polímero geralmente (0,01-0,005) % em peso para prolongar a vida útil do monómero, restringindo a espontaneidade, diminuindo a sensibilidade à luz ambiente e prolongando o tempo de trabalho.

## 2.4: Tipos de resina acrílica :-

São desenvolvidos diferentes tipos de resinas acrílicas para diferentes aplicações clínicas e laboratoriais. São normalmente fornecidas como sistema pó - líquido. O pó (polímero) é misturado com o líquido (monómero). A massa acrílica é formada e embalada no molde antes da polimerização do monómero (Philips, 1996).

O líquido contém metilmetacrilato não polimerizado, que é límpido e transparente. Tem um ponto de fusão de - 48°C, ponto de ebulição de 100,3°C, densidade de 0,945 g / ml a 20°C e é um excelente solvente orgânico (Philips, 1996).

Os agentes de ligação cruzada, como o etileno e o dimetilacrilato de butilenoglicol, são utilizados para melhorar a resistência à fissuração, aos solventes e ao calor, a dureza e o limite de fadiga do polímero final (Jagger e Hugget, 1990).

Se o metilmetacrilato puro for deixado em repouso, pode polimerizar muito lentamente sem a ajuda de inibidores e activadores. Um inibidor é adicionado para evitar a polimerização prematura e os plastificantes, como o dibutilftalato, são normalmente adicionados ao líquido para aumentar a solubilidade do polímero (Combe, 1992).

O pó é composto por pérolas de polimetilmetacrilato que foram modificadas com pequenas quantidades de metacrilato de etilo para produzir um produto final mais suave. O peróxido de benzoílo é adicionado para iniciar a polimerização. Os pigmentos são misturados mecanicamente com as partículas de polímero para melhorar a estética (Winkers e Vernon, 1978).

### 2.4.1: Resina activada pelo calor :-

A composição da resina activada pelo calor de acordo com (Philips, 1996 ; Noort, 2002 ; Anusavice, 2004) é a seguinte :-

- Pó: Pré-polímero de PMMA com peróxido de dibenzoílo (0,5 - 0,6 % em peso)
- Líquido: MMA, agente reticulante (aprox. 1 - 6 wt %).
- Inibidores, aditivos (plastificantes).

Relação de mistura volumétrica (pó / líquido): (2,5 - 3 / 1,0)

- Os reguladores diminuem a taxa de libertação de calor da polimerização.

Resina activada pelo calor, como resina de base de dentadura, resina para dentes artificiais, polímeros de coroas e pontes.

### 2.4.2: Resina química activada :-

A composição da resina quimicamente activada de acordo com (Philips, 1996; Noort, 2002; Anusavice, 2004) é a seguinte :-

- Pó : PMMA. Pré-polímero ou copolímero (granulometria fina), peróxido de dibenzoílo.
- Líquido: MMA, agentes de reticulação, inibidores, aceleradores (1- 4 % em peso).
- Aceleradores: ex.: amina aromática terciária.

A resina activada quimicamente é utilizada na reparação de próteses, no revestimento de próteses, em aplicações ortodônticas e no vazamento de resina (Goncalves *et al.*, 2006).

### 2.4.3: Resina activada por luz :-

A composição da resina activada por luz é geralmente um componente de acordo com (Philips, 1996; Anusavice, 2004) :-

- Resina de dimetacrilato, sistema de iniciação à luz cânforaquinona - inibidores de amina.
- Partículas de enchimento.

A resina activada por luz é como os adesivos, o vidro fotopolimerizável e os cimentos de ionómero.

## 2.5: Métodos de cura do (PMMA) :-

A cura do (PMMA) é efectuada por diferentes técnicas, tais como a cura convencional por calor em banho-maria, a cura por micro-ondas ou a cura por autoclave.

### 2.5.1: Banho-maria convencional :-

A técnica de processamento em banho-maria tem sido a técnica de polimerização mais utilizada convencionalmente. Apesar das vantagens oferecidas por esta técnica, como a facilidade, a simplicidade e a relação custo-eficácia, uma grande desvantagem tem sido o longo tempo de processamento necessário (Banerjee, 2010).

O banho de água é o tanque de cura que tem uma fonte de alimentação de 230 V, 1650 W. Tem três estações de cura para baixa temperatura, temperatura intermédia e alta temperatura. Cada estação de cura tem o seu próprio controlo de temperatura e tempo (Banerjee, 2010).

A resina acrílica curada pelo calor é polimerizada por reação de adição iniciada pelo peróxido de benzoílo com aplicação de calor externo. Convencionalmente, utiliza-se eletricidade ou gás para aquecer o banho de água para a polimerização da resina acrílica. São preferidos ciclos de cura médios a longos, superiores a 7 horas, para produzir resina com menos monómero residual e propriedades mecânicas óptimas sem reduzir a precisão dimensional (Gugwad e Nagaral, 2010). Este método de cura é trabalhoso, confuso e é necessário muito tempo para obter uma resina curada satisfatória.

Para evitar falhas durante o processamento da prótese, é importante que a proporção correta de pó - líquido seja seguida (Mc Cabe e Walls, 2008).

Se for misturado menos monómero com os grânulos de polímero, nem todo o polímero será molhado pelo monómero e o acrílico processado terá uma textura granular. Se for incorporado demasiado monómero na mistura, ocorrerá um maior nível de retração da polimerização (Mc Cabe e Walls, 2008). .

Durante a reação de polimerização, há um aumento da atividade do monómero que é produzido por este movimento (Jerro *et al.,* 1989).

Para a polimerização térmica convencional, a concentração do iniciador, geralmente o peróxido de benzoílo, influencia a taxa de polimerização. No polímero, a polimerização é inicialmente realizada a 60 °C para consumir todo o monómero livre. Em seguida, a temperatura é aumentada para cerca de 100 °C para reticular o polímero (Usanmaz *et al.*, 2003).

Dependendo das condições de polimerização, é normalmente impossível obter estas temperaturas utilizando a técnica convencional de banho-maria. Por esta razão, os dispositivos controlados termostaticamente proporcionam temperaturas elevadas e diminuem o número de monómeros que não reagem (Bural *et al.*, 2011).

No procedimento de cura da resina acrílica pelo calor, a combinação da contração da polimerização, da contração térmica durante o arrefecimento do frasco e da tensão que acompanha a libertação do stress durante a remoção da fissura causa uma adaptação reduzida da prótese (Fritell e Green, 1981).

Numa tentativa de ultrapassar as imprecisões dimensionais presentes na técnica convencional, foi desenvolvida a técnica de moldagem por injeção. Trata-se de um frasco especialmente concebido para o efeito.

Estudos comparativos demonstraram que as técnicas modernas de moldagem por injeção resultam em menos imprecisões dimensionais do que as técnicas de processamento convencionais (Parvizi *et al.*, 2004).

Um estudo comparativo entre a resina acrílica moldada por injeção e a resina acrílica convencional embalada sob pressão revelou uma redução significativa da retração da resina moldada por injeção (65%) em comparação com a resina convencional (0,9%) (Parvizi *et al.*, 2004; Waters *et al.*, 2012).

A resina termocurada fabricada com a técnica de fundição a vácuo apresenta a maior resistência média ao impacto e à flexão quando curada em banho de água quente e em frasco sob pressão (Machado *et al.*, 2007).

## 2.5.2: Micro-ondas :-

As micro-ondas são dispositivos que dependem do efeito de aquecimento primário de todos os tipos de campos electromagnéticos ionizantes a frequências de micro-ondas através do efeito de aquecimento dielétrico, uma vez que as moléculas polarizadas são afectadas por um campo elétrico rapidamente alternado (Quan *et al.*, 1992).

Em 1945, o efeito de aquecimento específico de um feixe de micro-ondas de alta potência foi descoberto pelo engenheiro Percy Spencer.

As micro-ondas têm um processo chamado aquecimento dielétrico, muitas moléculas são dipolos eléctricos, o que significa que têm uma carga parcial positiva numa extremidade e uma carga parcial negativa na outra. Por conseguinte, rodam à medida que tentam alinhar-se com o campo elétrico alternado das micro-ondas (Rutgers *et al.,* 1999).

A utilização de energia de micro-ondas em vez da cura em banho-maria permite processar próteses acrílicas num período de tempo muito curto, porque a superfície e as partes mais profundas da resina são aquecidas de forma uniforme e rápida (Banerjee *et al*., 2010).

Um micro-ondas converte apenas uma parte da entrada eléctrica em energia de micro-ondas, que consiste no seguinte (Labuzat e Meister, 1992): -

1- Uma fonte de energia de alta tensão ou um conversor eletrónico de energia.

2- Um condensador de alta tensão ligado ao transformador e através de um díodo.

3- Um magnetrão de cavidade que converte energia eléctrica elevada em radiação de micro-ondas.

4- Uma câmara de cozedura metálica.

5- Ventoinha de metal.

A utilização da energia de micro-ondas foi referida pela primeira vez em 1968 por Nishii como um método de processamento alternativo (PMMA) e tem-se tornado cada vez mais popular em relação ao processamento convencional em banho-maria (Shneider *et al.,* 2002).

O calor da polimerização é mais eficiente e rápido, com menor risco de porosidade. Esta técnica permite reduzir o tempo de formação da massa final, tornar a massa mais homogénea, reduzir o tempo de cura, minimizar as alterações de cor da resina curada, tornar o método mais limpo e mais eficaz. Também elimina o tempo necessário para transferir o calor do forno ou a água quente (Schneider *et al*., 2002).

As micro-ondas actuam sobre o monómero que diminui algumas propriedades à medida que o grau de polimerização aumenta (Tondon *et al.,* 2010).

Wallace *et al*., (1991) descobriram que as bases de dentaduras processadas por micro-ondas tinham uma precisão dimensional igual ou melhor do que as bases processadas convencionalmente, enquanto Ravi *et al.,* (2013) mostraram que a irradiação por micro-ondas de material de revestimento acrílico mostrou distorção após 15 minutos.

A energia de micro-ondas parece ser um método eficaz para a desinfeção completa de próteses dentárias. Uma das desvantagens relatadas da utilização da técnica de micro-ondas é a utilização do frasco de plástico, que é relativamente caro e tem tendência para se estragar após o processamento de várias próteses (Ebraheem, 2014).

### 2.5.3: Autoclave :-

Um autoclave é um dispositivo utilizado para esterilizar equipamentos médicos e outros equipamentos. Foi concebido para aquecer soluções aquosas acima do seu ponto de ebulição para conseguir a esterilização. O autoclave é amplamente utilizado em microbiologia, medicina, medicina dentária e metalurgia (Vernon, 2009).

O termo autoclave é também utilizado no processamento de materiais a temperatura e pressão elevadas. A polimerização em autoclave tem mostrado propriedades físicas, químicas e mecânicas comparáveis às da técnica de banho-maria (Brosh *et al.*, 2002).

A função básica da máquina é matar as bactérias através da aplicação de calor extremo, vapor e pressão, através da remoção do ar da câmara de esterilização para criar vácuo, sendo depois aplicado vapor superaquecido (Vernon, 2009).

Atualmente, existem vários tipos de autoclaves, sendo que o mais simples se assemelha a uma panela de pressão e o autoclave não é diferente da panela de pressão simples utilizada na cozinha doméstica, com menos custos do que o autoclave, a água no interior do recipiente é aquecida acima do ponto de ebulição e o vapor destrói todos os microrganismos. Um sistema de vácuo é considerado como a forma mais eficaz de remoção do ar, o vácuo é conseguido antes de qualquer introdução de vapor, removendo o ar antes da pulsação do vácuo ou da vaporização livre. A autoclave é um exemplo de uma deslocação por gravidade (Monson, 1988).

Quando o ar é completamente removido da câmara e a carga e a temperatura, bem como a pressão nos recipientes, vão aumentar, até que a temperatura selecionada seja atingida. Para atingir a temperatura de esterilização de 121°C (uma marca típica) ou mesmo mais, o vapor deve ser persurizado a 1,1 bar (Oyawale e Olaoye, 2007).

Existem quatro tipos de autoclave que vale a pena mencionar (Vernon, 2009) :-

1- Um dispositivo de deslocamento de descarga ou um tipo de autoclave de unidade de gravidade, quando o nível de temperatura é suficiente, o orifício de drenagem é automaticamente fechado e a esterilização tem lugar.

2- Um dispositivo de deslocação de pressão negativa que é um tipo de autoclave muito preciso. Depois de fechar a porta da câmara de esterilização, a bomba de vácuo começa a retirar o ar.

3- Um dispositivo de deslocação de pressão positiva que apresenta um design melhorado, quando comparado com o de um dispositivo de carga descendente. O vapor é criado numa câmara separada. É mantido até que a quantidade necessária de vapor seja acumulada.

4- Um autoclave de vácuo triplo, que lembra um dispositivo de deslocação de pressão negativa. Existe uma bomba que retira o ar da câmara e o vapor também é criado numa câmara separada.

Uma unidade eficaz contém vapor saturado seco, o ar deve ser removido da câmara e a remoção de ar de unidades de baixa área de superfície com alta massa requer pouca remoção de ar, o que pode ser feito por purga automática de ar, o ar pode deixar a câmara através de um respiradouro especial, quando o vapor entra a partir de fornecimento externo ou de uma fonte integral com o evento de fechar quando o ar é completamente removido da câmara (Oyawale e Olaoye, 2007; Vernon, 2009).

Um sistema de vácuo é considerado como a forma mais eficaz de remoção de ar. O vácuo é um cheived antes de qualquer introdução de vapor, removendo o ar antes da pulsação de vácuo e ou vaporização livre.

Quando o ar é completamente removido da câmara e da carga, a temperatura e a pressão nos recipientes aumentam até ser atingida a temperatura selecionada (Durkan *et al.*, 2008).

Em circunstâncias normais (à pressão normal), a água líquida não pode ser aquecida acima de 100 °C num recipiente aberto. Quando a água é aquecida num recipiente selado, como um autoclave, é possível aquecer a água líquida a uma temperatura mais elevada (Durkan *et al.*, 2008). À medida que o recipiente é aquecido, a pressão aumenta devido ao volume constante do recipiente (Brosh *et al.*, 2002)

O ponto de volume da água é então aumentado porque a quantidade de energia necessária para formar vapor contra a pressão mais elevada é aumentada ( Brosh *et al.*, 2002 ; Durkan *et al.*, 2008).

Um autoclave é um dispositivo pressurizado concebido para aquecer soluções aquosas acima do seu ponto de ebulição para obter a esterilização. O autoclave é amplamente utilizado em microbiologia, medicina, medicina dentária e metalurgia (Brosh *et al.*, 2002).

O autoclave é um exemplo de uma deslocação por gravidade que é um recipiente com uma tampa hermética. O vapor aumenta a pressão no interior da panela, o que aumenta o ponto de ebulição. A temperatura mais elevada mata as bactérias muito mais rapidamente do que a uma temperatura mais baixa (Monson, 1988).

Os fabricantes e exportadores de muitos equipamentos de laboratório populares sugerem que se classifiquem os autoclaves em autoclave dentário, autoclave de laboratório médico e autoclave de aço inoxidável (Xia *et al.*, 1996).

Os materiais de resina acrílica convencionais podem ser polimerizados por autoclave e requerem menos de 1 hora para polimerização e utilizam equipamento convencional (Xia *et al.*, 1996; Abdul wahhab & AL-nakkash, 2012).

A polimerização por micro-ondas ou por autoclave tem mostrado propriedades físicas, químicas e mecânicas comparáveis às da técnica de banho-maria.

Undurwade e Sidhay, (1989) mostraram que não havia uma diferença significativa na resistência ao impacto entre os métodos de autoclave e banho-maria, mas houve um ligeiro aumento nos valores de cura lenta e cura rápida devido à pressão que desempenhou um papel importante na aceleração da polimerização inicial e na elevação da temperatura de ebulição do monómero e reduziu o teor de monómero residual.

Ming *et al.,* (1996) mostraram que quando a resina acrílica foi polimerizada em autoclave com diferentes pressões e tempos, os resultados não mostraram diferenças estaticamente significativas entre a autoclave e outros métodos convencionais de polimerização.

Durkan *et al.*, (2008) estudaram o efeito da polimerização em autoclave na resistência transversal de polímeros de base de dentadura. Os espécimes foram submetidos a um dos ciclos de processamento: polimerização em autoclave a 130 °C / 10 min. seguido de 130 °C / 20 min., os resultados revelaram que a polimerização em autoclave levou a um aumento estatisticamente significativo da resistência transversal para os dois materiais avaliados quando comparados com o controlo, no entanto não houve diferenças estatisticamente significativas na resistência transversal entre os dois tempos de duração do sistema de polimerização em autoclave.

## 2.6: Testes utilizados no estudo :-

### 2.6.1: Ensaio de resistência transversal :-

O teste de resistência transversal, um dos testes de resistência mecânica, é especialmente útil na comparação de materiais de base de prótese em que é aplicada uma tensão à prótese durante a mastigação.

A resistência transversal é uma combinação da resistência à compressão, à tração e ao corte, que reflectem diretamente a rigidez e a resistência de um material à fratura (Lai *et al.*, 2004). É geralmente suficiente para resistir à fratura causada pela aplicação de uma força de carga mastigatória elevada (Ebraheem, 2014).

A fadiga por flexão e a fratura por impacto do material de base da prótese têm sido implicadas como um mecanismo de fratura da prótese. Por conseguinte, a resistência transversal do material de resina acrílica pode ser um indicador importante do seu desempenho. Para reduzir a incidência de fratura da resina de prótese dentária, optimizando a estrutura química através da modificação da embalagem e da técnica de processamento (Vallittu, 1996; Zappini *et al.*, 2003).

A resistência à flexão da resina da base da prótese foi medida porque é considerada o principal modo de falha clínica.

Pensa-se que o teste de resistência à flexão é útil na comparação do material da base da prótese porque reflecte as tensões complexas aplicadas à prótese durante a mastigação e fornece uma indicação da rigidez do material (Narva *et al.*, 2005).

A falha por fadiga não requer forças de mordida fortes - tensões relativamente pequenas causadas pela mastigação durante um período de tempo podem eventualmente levar à formação de uma pequena fenda, que se propaga através da prótese e resulta numa fratura (Narva *et al.*, 2005).

As forças de mordida máximas do paciente podem atingir até 700 N, mas estes valores aumentam para (100 -150) N com a remoção das dentaduras (Franklin *et al.*, 2005).

Idealmente, a resina para base de prótese deve ter uma elevada resistência ao impacto para evitar que se parta quando cai acidentalmente. O acrílico curado a frio tem uma resistência ao impacto inferior, mas a adição de plastificantes aumenta a resistência ao impacto (Zappini *et al.*, 2003).

A resistência é afetada pela composição da resina, técnica de processamento, grau de polimerização, sorção de água e também pelo ambiente subsequente da prótese (Polyzois *et al.*, 1995).

Al- Saraj *et al.*, (2011) avaliaram a resistência transversal da resina acrílica curada pelo calor após desinfeção por micro-ondas e demonstraram que a resistência transversal das amostras acrílicas curadas pelo calor e desinfectadas por micro-ondas aumentou significativamente em comparação com a amostra de controlo.

A resistência à flexão da resina de base de dentadura polimerizada por energia de micro-ondas mostrou uma resistência de (89 - 92) Z da resina polimerizada em banho de água (De Clerk, 1987).

A resina curada pelo calor apresentou um valor de resistência transversal ligeiramente inferior ao da resina curada por micro-ondas (Unalan *et al.*, 2010).

A força transversal e a resistência ao impacto dos espécimes de resina reparados com irradiação de micro-ondas foram geralmente superiores aos espécimes reparados utilizando um ciclo de cura em banho de água ou a utilização de uma resina autopolimerizável (Polyzois *et al.*, 1995).

A resistência da resina autopolimerizada tem sido inferior à da polimerizada por banho de água quente devido à presença de um grande número de porosidades neste material (Machado *et al.*, 2007).

A cura da prótese num banho de água com temperatura controlada, com a utilização de resina de base de prótese activada pelo calor de alto impacto como material de reparação, demonstrou os valores mais elevados de resistência transversal (AL-Bahar, 2013).

A adição de fibras foi utilizada para reforçar a resina acrílica, tendo-se verificado que as fibras de carbono estavam associadas a aumentos na força transversal e na resistência ao impacto. A principal desvantagem das fibras foi a sua aparência pouco atraente dentro da prótese e também o risco potencial de biocompatibilidade. Também foram utilizadas fibras de vidro e de aramida (Radford, 1990; Chow *et al.*, 1992).

As fibras de polietileno foram desenvolvidas e incorporadas na base da prótese para aumentar o módulo de Young e a resistência na direção axial, quando estiradas a uma temperatura abaixo do seu ponto de fusão, estas fibras mostraram um aumento da resistência sem deterioração de outras propriedades (Radford, 1990; Chow *et al.*, 1992).

### 2.6.2: Ensaio de dureza por indentação :-

A dureza pode ser definida como a resistência à indentação ou penetração permanente da superfície. A dureza da resina acrílica é um índice da capacidade do material para resistir ao desgaste e à abrasão. Existem vários testes utilizados para determinar a dureza da superfície que se baseiam na capacidade da superfície do material para resistir à penetração de uma ponta de diamante sob a ação de uma carga específica (Graig, 1996).

Historicamente, os ensaios para a medição da dureza dependem da carga de ensaio e do tempo de permanência. A geometria do indentador de diamante piramidal de Vicker torna o resultado teoricamente independente da força escolhida (Jagger *et al.,* 2002).

(D) O aparelho de teste de dureza Shore é adequado para medir a dureza da resina acrílica.

É possível que exista uma correlação positiva entre a dureza e o brilho da superfície da resina acrílica para bases de dentaduras (Farina *et al.*, 2012).

Existe também uma correlação razoável entre a dureza de um material e a sua resistência à tração final e o valor de dureza referido ao número de dureza indica um material macio e vice-versa (McCabe e Walls, 2008).

A resina acrílica termoactivada (convencional, química ou micro-ondas) mostrou diferenças estatísticas significativas na dureza antes do procedimento de envelhecimento ativado (Tornavoi *et al.*, 2012).

A resina curada por micro-ondas mostrou diferenças estatísticas significativas para as medidas de dureza quando polimerizada por forno de micro-ondas em diferentes condições de potência e tempo de cura (Azzari *et al.,* 2003).

Os métodos de polimerização por micro-ondas e por banho de água quente, em associação com um balão duplo especial, não alteraram a dureza da resina acrílica (Rizzati e Ribeiro, 2009).

Quando a resina foi polimerizada em autoclave com pressão e tempo diferentes, os resultados não mostraram diferenças estaticamente significativas entre os métodos de polimerização em autoclave e convencional (Ming *et al.,* 1996).

A dureza do material de base da prótese pode sofrer alterações devido à reação de polimerização contínua (Azevado *et al*., 2005).

### 2.6.3: Ensaio de rugosidade da superfície :-

As propriedades da superfície de qualquer material de base de dentadura são particularmente preocupantes, uma vez que os estudos sobre o material de base de dentadura demonstraram uma ligação direta entre a rugosidade da superfície, a acumulação de placa bacteriana e a aderência de microrganismos como *a Candida Albicans* (Yamauchi *et al.,* 1990; Radford *et al*., 1998). São registados aumentos da presença de espécies de *Candida* em estomatites relacionadas com próteses (Barbeau *et al.,* 2003).

Espera-se um nível limite clinicamente aceitável de rugosidade da superfície (Ra) de 0,2 µm, em que não há mais redução da acumulação de placa bacteriana nos materiais protéticos e de restauração dentária (Kuhar e Funduk, 2005).

A rugosidade da superfície da base de prótese acrílica é influenciada pela técnica de polimento mecânico ou químico. O polimento mecânico com abrasivos destina-se a produzir desgaste da superfície de uma forma selectiva e controlada e a reduzir a rugosidade da superfície (Jeffeires, 2007). Os métodos mecânicos que utilizam pedra-pomes e polimento de torno de (PMMA) fornecem um valor médio (Ra) abaixo do limite de 0,2 µm (Kuhar e Funduk, 2005).

É importante que a rugosidade da superfície de quaisquer materiais utilizados para próteses dentárias seja determinada antes da sua utilização na boca. As superfícies mais ásperas e não polidas podem causar a descoloração da prótese, ser uma fonte de desconforto para os pacientes e podem contribuir para a colonização microbiana, a formação de biofilme e aumentar a aderência de espécies de *Candida* (Waters *et al*., 1997).

A rugosidade da superfície proporciona a adesão e retenção de *Candida Albicans,* que é de importância específica na patogénese da estomatite induzida por próteses (Nikawa *et al*., 1989; Nikawa e Hamada, 1990).

As espécies bacterianas e fúngicas têm uma maior propensão para aderir a materiais de base de dentadura rugosos (Quirynen *et al*., 1990).

A rugosidade da superfície é afetada por factores como o método de polimerização, o material utilizado e a incorporação de fibras no material (Karaagaclioglu *et al*., 2008).

A microscopia de força atómica pode ser utilizada para observar a rugosidade da superfície das resinas acrílicas dentárias, fornecendo informações válidas sobre a degradação e o desempenho dos materiais (Whitehend *et al.,* 1997).

A rugosidade da superfície da base de dentadura de resina acrílica imersa em saliva a um valor de pH de 5,5 é mais elevada do que quando imersa em saliva a um valor de pH de 6,8 (Conslantinesu *et al.*, 2007).

## 2.6.4: Ensaio de resistência à tração :-

A tensão de tração define-se como a força interna induzida que resiste ao alongamento de um material na direção das tensões (Academy of prosthodontics, 2005).

Urban et *al.* (2007a) concluíram que, quando os tratamentos pós-polimerização por banho de água a 55°C e micro-ondas podem melhorar a resistência à tração e a biocompatibilidade da resina acrílica para base de prótese dentária devido à promoção da redução do teor de monómero residual.

A polimerização de material sob pressão pode melhorar a sua resistência à tração e rigidez, mas a pressão necessária para o procedimento depende do material (Brosh *et al.,* 2002).

O material de base de dentadura curado pelo calor apresentou uma maior resistência à tração em comparação com o material de base de dentadura autopolimerizado (Arora *et al.,* 2011).

A resistência à tração da resina acrílica porosa foi referida como sendo (1/6) a (1/8) da resistência da resina densa (PMMA) (Gettleman *et al.,*1977).

## 2.6.5: Ensaios de sorção de água e solubilidade :-

A solubilidade dos materiais na boca e a sorção dos fluidos orais pelos materiais são critérios importantes (Craig *et al.*, 1996).

A sorção de água deve ser mantida baixa para (PMMA) porque a sorção excessiva de água tem um efeito prejudicial na estabilidade da cor e na resistência ao desgaste (Noort, 2002). .

Acredita-se que a sorção de água é um fator que contribui para a eventual descoloração das restaurações e para a degradação hidrolítica. É desejável que tanto a sorção de água como a função de solubilidade dos polímeros sejam tão pequenas quanto possível (Noort, 2002).

A sorção de água tem sido reconhecida como um problema na estabilidade dimensional das próteses acrílicas. Num material de base de prótese, a água absorvida actua como um plastificante e afecta a estabilidade dimensional, sujeitando o material a tensões internas e à possível formação de fissuras (Tuna *et al.*, 2008).

Embora a sorção de água tenha levado à expansão volumétrica da resina acrílica, a mudança na dimensão da prótese acrílica é, na maior parte das vezes, reversível e o plástico pode passar por numerosas expansões e contracções, quando é embebido em água e seco (Craig, 1989).

O polimetacrilato de metilo (PMMA) é geralmente formado por moldagem ou por extrusão. Se a humidade relativa ambiente for diferente da taxa de água, os gruops de carbonato hidrofílicos podem absorver água do ar, o que faz com que o polímero inche, pois quanto maior for a humidade ambiente, mais o PMMA incha (Turner, 1982).

Todos os polímeros absorvem água quando imersos em água ou quando armazenados em condições de humidade elevada. Algumas moléculas de água são adsorvidas na superfície de um polímero sólido, enquanto outras são absorvidas pelo material, penetrando na estrutura do polímero sólido. Esta absorção, que deriva das propriedades polares das macromoléculas da resina através de um processo de difusão, aumenta a capacidade da base de resina da prótese para se adaptar e ser retida no tecido do rebordo desdentado (Labella *et al.*, 1990).

Os fenómenos de absorção e adsorção são designados por sorção. A sorção resulta num aumento de peso e inchaço que pode afetar as propriedades do polímero.

A elevada absorção de água não é adequada para a utilização em materiais dentários. A taxa de sorção é relativamente elevada nos primeiros minutos e horas. À medida que a concentração de água aumenta, a sorção de água diminui e a sorção demora vários dias ou mesmo semanas a completar-se (Braden, 1964). A alteração do peso do polímero devido à imersão em água pode levar à redução da dureza e ao aumento da flexibilidade devido ao efeito plastificante das moléculas de água na estrutura do polímero.

Em condições ambientais, a difusão requer um período de 30 dias para ocorrer totalmente em resinas acrílicas (Barbosa *et al.*, 2001).

A resina acrílica para base de prótese curada a quente (PMMA) mostrou a maior molhabilidade e deve proporcionar uma retenção da prótese e um conforto do doente superiores aos materiais de revestimento de prótese autopolimerizáveis (PMMA) e de silicone (Na - Young & Heesu, 2008).

O aumento da temperatura de imersão aumentou a difusão da água, mas não teve um efeito significativo na absorção máxima de água (Unemoria *et al.*, 2003).

Num material de base de prótese, a água absorvida actua como um plastificante e afecta a estabilidade dimensional, sujeitando o material a tensões internas e à possível formação de fissuras (Tuna *et al.*, 2008).

Mirza, (1961) apontou uma relação inversamente proporcional entre a sorção de água e o peso molecular do polimetacrilato de metilo (PMMA) depois de observar uma diminuição do peso com o aumento do peso molecular.

### 2.6.6: Teste de porosidade :-

A porosidade da base de dentadura de resina acrílica continua a ser uma das caraterísticas do (PMMA), que se deve a uma variedade de factores, incluindo o ar aprisionado durante a mistura, a contração do monómero durante a polimerização, a vaporização do monómero associada à reação exotérmica e a presença de monómero residual (Wolfaardt *et al.,* 1986).

As porosidades estão associadas a uma diminuição das propriedades mecânicas, a uma estética deficiente, ao potencial acolhimento de organismos e à retenção de fluidos (Keller & Lautenchlager, 1985).

A presença de porosidade na resina acrílica curada pelo calor depende da taxa de polimerização, da eficiência da dissipação de calor e da concentração do iniciador. A resina acrílica curada por micro-ondas também demonstrou uma porosidade moderada a grave (Becker *et al.,* 1977).

A porosidade da resina de base de dentadura continua a ser uma das caraterísticas do (PMMA) que se deve a uma variedade de factores, incluindo o ar aprisionado durante a mistura, a contração do monómero durante a polimerização, a vaporização do monómero associada à reação exotérmica e a presença de monómero residual (Bafile *et al.*, 1991).

A falta de porosidade é essencial para manter uma superfície lisa, limpa, higiénica e agradável. O ciclo de polimerização e a espessura da base da prótese têm ambos influência na porosidade (Yannikakis *et al.*, 2002).

A porosidade na resina de base de dentadura continua a ser um problema de longa data e foi observada uma porosidade de quase 11 % (Keller & Lautenschlager, 1985).

Na cura por micro-ondas, a frequência e o tamanho das porosidades em espécimes espessos podem ser reduzidos para 30% através de um tempo de polimerização mais longo a uma potência mais baixa (Oliveira *et al.*, 2003).

Foram utilizados vários métodos para estudar a porosidade, incluindo a observação microscópica de um espécime cortado, um método fotográfico e a porosimetria de mercúrio, que é geralmente considerado como o melhor método disponível para a determinação do tamanho dos poros (Abdul wahhab & Al-nakkash, 2012).

A porosidade no material da base de prótese acrílica enfraquece a prótese devido à acumulação de tensões internas e pode também levar à distribuição e ao enrolamento da base de prótese acrílica (Waters *et al.*, 1997).

Uma prótese porosa é vulnerável a manchas, deposição de cálculo e é uma incubadora ideal para a acumulação de microrganismos, como a *Candida Albicans* (Anusavice, 2004).

Uma prótese porosa é muito difícil, se não impossível, de terminar e polir, pelo que a ausência de porosidade é essencial para manter uma superfície polida lisa e limpa (Anusavice, 2004).

Existem duas causas principais de porosidade: a volatilização do monómero, designada por porosidade gasosa, e o encolhimento da polimerização, designado por porosidade de contração. Outras causas de porosidade incluem pressão inadequada, inclusão de ar durante a mistura, mistura inadequada da relação pó/líquido e monómero residual (Kasina *et al.,* 2014).

As microporosidades resultantes de uma relação polímero-monómero inadequada, de fases distintas da massa durante o processo de acondicionamento e de uma pressão inadequada sobre a massa no interior do balão durante o processo de polimerização são factores que influenciam a lisura da superfície do material de resina acrílica (Phillips, 1996).

A porosidade depende do tipo de material e do método de polimerização utilizado para o processamento da base de prótese acrílica.

O polimetilmetacrilato (PMMA) tem uma pressão de vapor e a temperatura de processamento superior a 100,8°C resultaria na vaporização do monómero, levando à porosidade na base de dentadura de resina acrílica (Kasina *et al.*, 2014).

Na polimerização por micro-ondas, o dimetacrilato tem baixa pressão de vapor e permite o processamento mesmo a temperaturas elevadas de 100,8 °C a 150 °C sem perigo de produzir porosidade (Bafile *et al.,* 1991).

### 2.6.7: Teste de densidade :-

A densidade é uma propriedade física da matéria, uma vez que cada elemento e composto tem uma densidade única associada. É definida de forma qualitativa como a medida do peso relativo de objectos com volume constante. A definição formal de densidade é a massa por unidade de volume e é geralmente expressa em gm / ml (O' Brein, 2008).

A densidade de um pó é o rácio entre a massa de uma amostra de pó não compactada e o seu volume, incluindo a contribuição do volume dos vazios interpartículas.

A gravidade específica de uma substância é a relação entre a densidade da substância e a da água (O' Brein, 2008).

As propriedades do pó dependem da preparação, do tratamento e do armazenamento da amostra. As partículas podem ser embaladas de modo a apresentarem uma gama de densidades aparentes e a mais pequena perturbação do leito de pó pode resultar numa alteração da densidade. A densidade do pó é frequentemente difícil de medir com boa reprodutibilidade e é essencial especificar como foi efectuada a determinação (Tylor, 1994).

A massa volúmica com batedura é o aumento da massa volúmica a granel obtido após a batedura mecânica de um recipiente que contém a amostra de pó.

A baixa densidade é um dos critérios do material ideal para a base da prótese dentária, que pode ser calculado dividindo a massa dos átomos na célula unitária pelo seu volume (Ebraheem, 2014).

### 2.6.8: Teste de propriedade de cor :-

Uma vez que a cor é uma das propriedades mais desejáveis de um material dentário estético, a manutenção da cor correspondente durante toda a sua vida útil pode determinar o sucesso ou o fracasso do material (Craig *et al.*, 2004).

A cor é uma resposta visual à luz que consiste nas três dimensões de matiz, valor e saturação. A tonalidade é a atribuição de cor através da qual a cor é percepcionada como sendo vermelha, amarela ou outra, enquanto o valor está relacionado com a dimensão de uma cor que denota uma relativa escuridão ou brancura, o croma significa a pureza de uma cor ou é a saturação da tonalidade (Academy of prosthodontics, 2005).

A estabilidade da cor é uma das propriedades clínicas mais importantes para os materiais dentários e a sua capacidade de reter a sua cor original, a mudança de cor pode ser um indicador de envelhecimento ou danificação do material (Goiato *et al.*, 2010 ; Goiato *et al.*, 2011).

A mudança de cor do material dentário pode levar a uma estética deficiente e é um indicador útil para os operadores dentários. A utilidade clínica do material dentário pode ser determinada pela sua estabilidade de cor (Hong *et al.*, 2009).

A aparência estética de uma prótese é certamente uma caraterística importante exigida pelos pacientes e deve satisfazer as suas expectativas (Wee *et al.*, 2006).

Muitos factores contribuem para a descoloração da resina acrílica. Estes incluem a dissolução dos ingredientes, a coloração e a degradação de diferentes pigmentos intrínsecos (Heydecke *et al.*, 2010).

Os factores intrínsecos são os factores que estão envolvidos em alterações na interface da matriz e das cargas, bem como no interior da matriz de resina.

Os factores extrínsecos envolvem a adesão de iões e moléculas através do processo de adsorção na superfície das resinas dentárias. A exposição da resina de base de prótese a fluidos orais e produtos de limpeza de próteses foi demonstrada nas alterações de cor devido à entrada de misturas coloridas na matriz de resina, causando a oxidação do acelerador de amina (Buyakyilmaz e Ruyter, 1994).

A capacidade das resinas para resistir a alterações de cor pode ser afetada pela estrutura e pelas caraterísticas físicas e químicas das cargas inorgânicas presentes na resina (Galvão *et al.*, 2010).

A propriedade da estabilidade da cor da resina de base de dentadura é frequentemente ignorada em detrimento das propriedades físicas e mecânicas.

As resinas de base de prótese curadas por diferentes técnicas, como micro-ondas, fotopolimerização visível, autopolimerização, fotopolimerização a quente e materiais de reparação de prótese, foram estudadas quanto a alterações de cor, submetendo-as a um envelhecimento acelerado. Os materiais de base de dentadura activados por luz visível foram menos afectados pelas condições de cura da resina acrílica, que se verificou ser a menos estável em termos de cor (May *et al.*,1992).

Os colorímetros e os espectrofotómetros são métodos normalmente utilizados para avaliar a alteração da cor dos materiais dentários (Guler *et al.*, 2005). Os colorímetros são menos eficazes na medição precisa da alteração de cor em comparação com os espectrofotómetros, que avaliam a curva de reflectância a cada (10 nm) ou menos, porque contêm monocromadores e fotoiodos (Brewer *et al.*, 2004).

Rejab, (2011) concluiu que o scanner fornece uma imagem exacta para avaliar digitalmente o brilho e a alteração de cor do material dentário utilizando o programa Adob photoshop 9.0 com o sistema de cores CIE L*,a*,b*.

## 2.6.9: Teste de ponto de fusão :-

O ponto de fusão ou ponto de liquefação de um sólido é a temperatura à qual este muda de estado de sólido para líquido à pressão atmosférica. No ponto de fusão, a fase sólida e a fase líquida existem em equilíbrio (Bradley e Lang, 2011).

O ponto de fusão de uma substância depende da pressão e é normalmente especificado à pressão padrão. Quando considerado como a temperatura da mudança inversa de líquido para sólido, é referido como o ponto de congelação ou ponto de cristalização e devido à capacidade de algumas substâncias de super arrefecerem. O ponto de congelação não é considerado como uma propriedade caraterística de uma substância (Bradley e Lang, 2011).

O ponto de fusão é sensível a mudanças extremamente grandes na pressão, mas geralmente esta sensibilidade é ordens de grandeza inferior à do ponto de ebulição (Brown e Socken, 2000).

Para a maioria das substâncias, os pontos de fusão e de congelação são aproximadamente iguais, no entanto, algumas substâncias possuem temperaturas de transição sólido-líquido diferentes.

Existem muitas técnicas laboratoriais para a determinação do ponto de fusão. O banco de Kofler é uma tira metálica com um gradiente de temperatura (desde a temperatura ambiente até 300°C). Qualquer substância pode ser colocada numa secção da tira, revelando o seu comportamento térmico à temperatura desse ponto (Brown e Socken, 2000).

A calorimetria diferencial de varrimento (DSC) fornece informações sobre o ponto de fusão juntamente com a sua entalpia de fusão (Brown e Socken, 2000).

O ponto de fusão é sensível a grandes alterações externas de pressão e aumenta com o aumento da pressão. Os pontos de fusão são frequentemente utilizados para caraterizar compostos orgânicos e inorgânicos e para determinar a sua pureza. O ponto de fusão de uma substância pura é sempre mais elevado e tem um intervalo menor do que o ponto de fusão de uma substância impura (Feistel e Wangner, 2006).

A temperatura na qual a fusão começa para uma mistura é conhecida como solidus, enquanto a temperatura na qual a fusão está completa é chamada liquidus (Feistel e Wangner, 2006).

### 2.6.10: Ensaio de retração por polimerização :-

A contração da polimerização resulta num ajuste inadequado. Um ajuste ótimo da base da prótese é crucial para o funcionamento da prótese. Apenas um efeito de sucção no palato e permite ao doente falar e mastigar sem problemas, as imprecisões também podem levar a feridas de pressão que podem levar a inflamação ao longo do tempo.

Foi demonstrado que as imprecisões dimensionais resultantes da contração da polimerização causam instabilidade clínica da base da prótese resultante contra os tecidos de suporte da prótese, o que leva a dor durante a função como resultado da carga desigual da adaptação da base da prótese, da prótese

A adaptação da base depende de uma série de factores, tanto de natureza clínica como laboratorial (Sykora e Sutto, 1997).

Vários estudos demonstraram que a moldagem por injeção produz uma melhor adaptação da base da prótese do que a técnica convencional de processamento da prótese (Parvizi *et al.*, 2004; Ganzarolli *et al.*, 2007).

A variação na técnica de cura pode não alterar significativamente o padrão de comportamento dimensional da resina acrílica devido à diminuição do peso molecular das cadeias poliméricas resultantes (Sykora e Sutto, 1997).

A magnitude da contração de polimerização da resina acrílica pode ser influenciada por vários factores, tais como a técnica de polimerização, onde as tensões internas são produzidas por diferentes coeficientes de expansão térmica do gesso e da resina acrílica, a espessura da base pode variar em diferentes locais dentro do frasco, alterando a adaptação e estabilidade da base da prótese (Fatihallah *et al.,* 2009).

## 2.6.11: Ensaio de espetroscopia de infravermelhos com transformada de Fourier (FTIR) :-

A espetroscopia de infravermelhos com transformada de Fourier é uma técnica utilizada para obter o espetro de infravermelhos da absorção, emissão e fotocondutividade de um sólido, líquido ou gás, que recolhe dados de alta resolução espetral numa vasta gama espetral (Aydogan *et al.*, 2013).

A espetroscopia de infravermelhos com transformada de Fourier (FTIR) baseia-se na absorção de infravermelhos e na dispersão das ligações intermoleculares e fornece informações complementares sobre a composição do material (Aydogan *et al.*, 2013).

A espetroscopia de infravermelhos com transformada de Fourier é uma técnica espectroscópica capaz de determinar a composição molecular de uma amostra. Os materiais podem ser facilmente analisados por (FTIR) sem a necessidade de reduzir o tamanho das partículas, permitindo a análise de biomateriais em condições fisiológicas (AL-Bahar, 2013).

A espetroscopia de infravermelhos com transformada de Fourier tem origem no facto de ser necessária uma transformada de Fourier (um processo matemático) para converter os dados brutos no espetro real, sendo necessário um processamento informático para transformar os dados brutos (absorção de luz para cada posição do espelho) no resultado desejado (absorção de luz para cada comprimento de onda) (Robert, 1990 ; Cekic - Nagas *et al.,* 2008).

Idealmente, 50 % da luz é refractada para o espelho fixo e 50 % é transmitida para o espelho móvel.

A espetroscopia de infravermelhos com transformada de Fourier permite um tempo de varrimento mais curto para uma dada resolução, restringe a quantidade de luz que passa, é menos sensível à luz difusa porque teria pouco efeito no inter-ferograma enquanto incide diretamente no detetor e tem uma melhor precisão do comprimento de onda porque cada varrimento pode ser calibrado com um laser de hélio-néon que tem estabilidade e precisão (Robert, 1990).

A desvantagem desta técnica é que (FTIR) não pode utilizar a técnica avançada de filtragem eletrónica.

A análise de espetroscopia de infravermelhos com transformada de Fourier no (PMMA) foi bem documentada e também as investigações recentes sobre os espectros vibracionais e a análise de coordenadas normais produziram uma informação completa e muito clara sobre as vibrações fundamentais da estrutura do (PMMA) (Robert, 1990).

O grau de conversão é expresso como uma percentagem de ligações C = C não reagidas (Cekic - Nagas *et al.*, 2008).

Abdul Razzak, (2010) estudou o teste (FTIR) para as amostras acrílicas preparadas com aditivos naturais e concluiu que o aumento da temperatura e o prolongamento do tempo de polimerização para a resina acrílica curada pelo calor mostraram uma melhor conversão e uma menor libertação de monómero.

### 2.6.12: Grau de Teste de Conversão :-

A polimerização da resina acrílica representa uma conversão de moléculas de baixo peso molecular (monómero) em moléculas de elevado peso molecular (polímero). Algumas propriedades como a resistência à fadiga, a tenacidade à fratura, a resistência à tração, o módulo de elasticidade, a dureza, a resistência ao impacto e a transição vítrea podem ser afectadas (Urban *et al.*, 2007 b).

Os tratamentos pós-polimerização em banho-maria e micro-ondas eliminam o monómero residual da resina acrílica autopolimerizada (Azzarri *et al.*, 2003).

A espetroscopia de infravermelhos com transformada de Fourier tem sido amplamente utilizada para determinar o grau de conversão de materiais poliméricos, medindo a ligação dupla de carbono (C C) convertida em ligações simples de carbono (C C) (Shine *et al.*, 1993).

Foi afirmado que existe uma relação inversa entre o grau de conversão e o monómero residual, quanto maior for o primeiro, menor será o segundo (Rueggeberg, 1994; Barcelay *et al.*, 1999).

O tratamento pós-polimerização em banho-maria aumenta o grau de conversão e reduz o teor de monómero residual em vez da irradiação por micro-ondas (Bagis e Rueggeberg, 2000).

### 2.6.13: Ensaio Calométrico de Varrimento Diferencial (DSC) :-

A Calorimetria Exploratória Diferencial (DSC) é uma técnica analítica térmica que mede a taxa e o grau de alterações térmicas no material em função do tempo ou da temperatura. Investiga as propriedades térmicas de materiais inorgânicos e orgânicos (Ebraheem, 2014).

A Calorimetria Exploratória Diferencial (DSC) e a termogravimetria (TGA) são dois métodos analíticos bem conhecidos para avaliar as caraterísticas térmicas dos polímeros.

A Calorimetria Exploratória Diferencial (DSC) fornece um método rápido para determinar a temperatura de transição vítrea (Tg), que é fundamental para compreender a utilização superior da temperatura e dos ambientes de processamento (Aydogan *et al.*, 2013).

A Calorimetria Exploratória Diferencial (DSC) tem sido utilizada na investigação de materiais dentários, principalmente para estudar as reacções de polimerização ou fixação de resinas acrílicas dentárias e para medir a temperatura de transição vítrea de materiais de resina acrílica (Aydogan *et al.*, 2013).

Os valores da temperatura de transição vítrea (Tg) não são absolutos, mas dependem do método de determinação. Quando se utiliza o dispositivo de calometria diferencial de varrimento (DSC), as medições da temperatura de transição vítrea (Tg) estão relacionadas com a escala de tempo escolhida para a escala de tempo experimental ser aumentada. A (Tg) aproxima-se de um valor de equilíbrio limite à medida que a escala de tempo experimental é aumentada, pelo que o material testado a um aquecimento muito rápido fornece um valor mais elevado de (Tg) do que o mesmo material testado a taxas de aquecimento mais baixas. Este facto deve-se ao intervalo de tempo entre a aplicação de calor no material e o início dos movimentos moleculares com o espécime (Usanmaz *et al.,* 2003; Aydogan *et al.*, 2013).

A temperatura de transição vítrea (Tg) da gama de resinas acrílicas utilizadas em prótese dentária foi determinada utilizando diferentes métodos, tais como a análise termo-mecânica, a mecânica dinâmica, a análise térmica e a calorimetria diferencial de varrimento, tendo-se verificado que a técnica de medição produziu resultados semelhantes. Devido à familiaridade e fácil disponibilidade, a análise termo-mecânica foi recomendada para ser empregue como uma técnica padrão de avaliação da temperatura de transição vítrea para a resina acrílica de base de dentadura (Hugget *et al.*, 1990).

À temperatura ambiente, as resinas acrílicas são duras e semelhantes a vidro. Quando a temperatura é aumentada, a temperatura crítica atinge um grau em que ocorre a transição para um material mais macio e flexível. Essa transição ocorre a uma temperatura finita, mas ainda é realizada de forma suficientemente abrupta para merecer a temperatura de transição vítrea (Tg). Esta mudança é reversível e é uma função do movimento molecular das cadeias poliméricas (Hugget *et al.*, 1990).

O conhecimento da temperatura de transição vítrea (Tg) é importante, pois pode contribuir para a compreensão do padrão de comportamento de um material, tanto no que diz respeito às propriedades de trabalho como no desempenho em serviço (Jermolmov *et al.*, 1991).

As variações consideráveis de temperatura registadas na cavidade oral durante as funções de serviço normais, bem como os procedimentos laboratoriais de trituração e polimento. Além disso, os regimes de limpeza dos doentes podem expor os polímeros da base da prótese a temperaturas elevadas, resultando em distorções térmicas. A temperatura de transição vítrea (Tg) pode influenciar a estabilidade dimensional e as tensões internas que estão presentes como consequência da polimerização e das contracções térmicas (Mc Cabe & Watts, 2008).

O material de base da dentadura de resina acrílica deve ter um valor de temperatura de transição vítrea (Tg) suficientemente elevado para evitar o amolecimento e a distorção durante a utilização. Na boca, a temperatura varia entre 32°C e 37°C, mas os doentes tomam bebidas quentes a temperaturas até 70°C, e também quando limpam a prótese em água quente ou mesmo a ferver (Mc Cabe & Watts, 2008).

O valor da temperatura de transição vítrea (Tg) para o (PMMA) varia entre 117°C e 122°C. A adição do monómero de acrilamida aumenta os valores de (Tg) nas formas de copolímero de todas as resinas. Este facto foi considerado importante porque a exposição a temperaturas excessivas, quer dentro quer fora da boca, pode causar distorção das próteses. O aumento da proporção do monómero de acrilamida melhorou a fase de transição vítrea dos polímeros e também é comparável com o aumento dos valores de dureza (Usanmaz *et al.,* 2003).

### 2.6.14: Análise do monómero residual por cromatografia líquida de alta resolução (HPLC) Teste :-

É importante determinar o teor de monómero residual da resina acrílica que influencia a suscetibilidade alérgica da prótese acrílica e é a causa primária desta irritação (Graig *et al.*, 2000).

Existe uma relação entre o monómero residual e a sorção de água, se o monómero residual estiver presente, ocorre uma menor conversão do monómero e pode resultar num aumento da sorção e da solubilidade (Unemato e Kurata, 1997). A absorção de água leva à plastificação da resina, tornando-a mais flexível e resiliente.

O teor máximo de monómero residual dos materiais de base para próteses não deve exceder 2,2% em peso (Pfeiffer & Rosenbauer, 2004).

Foram feitas tentativas para reduzir o teor de monómero residual das resinas acrílicas utilizando a polimerização termoplástica e por micro-ondas em vez da polimerização por calor (Alves *et al.*, 2007).

A diminuição do teor de monómeros residuais pode ser conseguida através da imersão da resina acrílica convencional em água quente para que os mecanismos de difusão e hidrólise estejam envolvidos (Tsuchiya *et al*,.1999) ou utilizando a irradiação por micro-ondas no estado seco (Blagojevic e Murphy, 1999; Araigo *et al.*, 2002).

A resina acrílica autopolimerizada tem níveis mais elevados de monómero residual do que a resina curada pelo calor, e quantidades mais elevadas de metacrilato de metilo na saliva de indivíduos que usam próteses feitas de resina autopolimerizada, em comparação com a resina curada pelo calor (Baker *et al.*, 1985).

Sadamori *et al.* (1990) referiram que o teor de monómero residual em próteses acrílicas podia ser detectado até vários anos após a utilização, mas que a maior parte do monómero residual se perdia após cerca de cinco anos.

A toxicidade do (MMA) foi examinada utilizando o microscópio eletrónico de varrimento que mostra que os leucócitos e as células endoteliais tratadas com 10 µg / ml de (MMA) demonstraram sinais marcados de citotoxicidade após 1 min. Incubação e após 30 minutos, a maioria das células estava totalmente desintegrada (Baker *et al.*, 1985).

A cromatografia líquida de alta eficiência (HPLC) ofereceu um método conveniente para determinar vários materiais orgânicos e avaliar valores baixos de monómeros residuais (Ebraheem, 2014).

Na (HPLC), o resultado das interações das moléculas da amostra com as fases estacionária e móvel, um solvente líquido contendo uma mistura de moléculas a identificar passa através de uma coluna densamente embalada com uma resina insolúvel de pequeno diâmetro (Devlin, 2005).

A diminuição do monómero residual pelo aquecimento por micro-ondas pode ser detectada pela volatilização do monómero (Bagis e Rueggeberg, 2000).

Shim e Watts, (1999) demonstraram que o conteúdo de monómero residual poderia ser reduzido se a base de dentadura fosse armazenada em água após o processamento.

O estado da superfície da resina da base da prótese, a espessura da amostra, a velocidade da broca, o método de medição e o período de utilização da prótese são factores importantes que podem alterar o teor de monómero residual da prótese acrílica (Rose *et al.*, 2000; Azzari *et al.*, 2003; Urban *et al.*, 2007b).

Os eventos clinicamente significativos seguidos de vermelhidão, erosão da mucosa oral, sensação de ardor na mucosa e na língua podem ser devidos aos efeitos do monómero residual libertado.

## Capítulo 3

# Materiais e métodos

## 3.1: Materiais :-

Os materiais utilizados neste estudo estão listados na Tabela (3.1) :-

**Tabela (3.1): Materiais utilizados neste estudo :-**

| | Materiais | Fabrico | Certificação |
|---|---|---|---|
| 1 | VertexTM Resina acrílica regular curada pelo calor em pó e líquida( pink) | Vertex Dental por I.V oldenbaneveltin HI- Zeist Países Baixos. | Tipo 1E-0120 lote XU 034 - 1 O5 Classe 1 |
| 2 | Pedra dentária | Pedra de elite (Zehrmack) Itália | ISO 6873 |
| 3 | Algodão | Turquia | 6027 |
| 4 | Água destilada | Iraque | |
| 5 | Meio de separação VertexTM | Vertex Dental por Johan HI Zeist Países Baixos | YH50 ICO2 |
| 6 | Folha de plástico (4,3,2.5) mm | Alemanha | CH, n.º 4701 A |
| 7 | Gesso dentário | Iraque | |
| 8 | Metanol (grau HPLC) | Hayman Ltd | Inglaterra |
| 9 | Acetona (grau HPLC) | Ciências analíticas de análise laboratorial | Gliwise Polónia |
| 10 | Acetonitrilo (grau HPLC) | Mallinckrodt J.T Backer® Backer Inc. | Países Baixos |
| 11 | Folhas de cera dentária | Tipo QD | Inglaterra |

## 3.2: Equipamentos e instrumentos utilizados neste estudo :-

- Autoclave (YIRAYAMA - HICTVE-HUA, Japão).
- Autoclave (CRISTOFOLI - BIOSSEGURANCE - VITAL 2, Itália).
- Bruker alpha - analisador FTIR (Alemanha).
- Escova (N.º 0).
- Cortador.
- Frasco de metal dentário (Ash, Inglaterra).
- Vibrador dentário (BECO - Alemanha).
- Dessecadores.
- Calibração difrencional de varrimento (DSC, Shimedoz, Japão).

- Câmara digital (Sony DSE, H3 14.1 M Pixel, Japão).
- Vernier digital (precisão até 0,001 mm, China).
- Prensa Hydroulic (BECO - Alemanha).
- Balança eléctrica sensível (sensibilidade até 0,0001 g), (Mettler Toeb, Suíça).
- Aparelho eletrotérmico de ponto de fusão (Japão).
- Medidor de cilindro de vidro.
- Frasco de vidro.
- Moinho (XINGQIANG - XQ500, China).
- Incubadora (Memmert GmbH + COKG, Alemanha).
- Caneta marcadora.
- Motor portátil e peça de mão (QD, DEROTORS, Reino Unido).
- Medidor de perfil (Marsurf PSI - Mahr CO. Alemanha).
- Intestino de borracha.
- Governante.
- Dureza Shore (microdureza. Modelo LDYI - No.321205626, Itália).
- Papel de lixa.
- Espátula.
- Chapa de aço inoxidável (Iraque).
- Aparelho universal de ensaio de tração (tipo Digital United, Japão).
- Faca de cera.
- Banho de água com controlo termostático (Deroter - Inglaterra).
- Máquina de ensaio transversal de três pontos (Inc. Modelo CN 472 EVANSTON 111-EUA).
- Dispositivo Vita Easy Shade (Vita Zahnfabrik, Alemanha).

## 3.3: Estudo-piloto :-

### 3.3.1: Objetivo do estudo-piloto :-

O objetivo do estudo piloto foi avaliar o efeito da utilização da autoclave na resistência transversal e na rugosidade da superfície do pó de polimetacrilato de metilo (PMMA).

### 3.3.2: Conceção experimental do estudo-piloto :-

O estudo-piloto incidiu sobre (36) espécimes de dois grupos de vértice™ resina acrílica de cura pelo calor de tipo regular, grupo de controlo do pó de (PMMA) não tratado por autoclave e grupo modificado do pó de (PMMA) tratado por autoclave. O pó foi doseado e misturado de acordo com as instruções de fabrico, embalado no molde e curado em duas técnicas diferentes:

- Cura em banho-maria a 74°C durante 90 minutos, aumentando depois a temperatura para 100°C durante 30 minutos (Abood, 2007; Abdul wahhab e Al-nakkash, 2012).

-Curado em autoclave a 121°C sob 1,4 bar durante 30 min (Abdul wahhab e Al-nakkash, 2012).

Após a remoção do frasco, os espécimes foram terminados e armazenados em água destilada a 37°C na incubadora durante 2 dias para acondicionamento (Anusvice, 2004).

As dimensões dos provetes para a resistência transversal (65 x10 x 2,5) mm, respetivamente, de acordo com a especificação n.º 12 da ADA, e os provetes para a rugosidade da superfície (10 x10 x 2) mm (Nevzatoglu *et al.*, 2007).

O teste de resistência transversal foi realizado utilizando uma máquina de ensaios de flexão de três pontos, e a rugosidade da superfície (Ra) dos espécimes foi medida utilizando um medidor de perfil de contacto (MarSurf PS1 - Mahr CO. Alemanha, Explorer V1.20-07). Todos os resultados foram aceites in vitro e foi calculada a média para cada grupo.

### 3.3.3: Conclusões do estudo-piloto :-

Registou-se um aumento no valor da resistência transversal no grupo modificado, quando o pó de (PMMA) foi tratado em autoclave em ambas as técnicas de cura com $P \leq 0,05$. Não houve alteração no valor da rugosidade da superfície entre todos os grupos neste estudo piloto.

## 3.4: Desenho experimental do estudo principal:

### 3.4.1: Preparação do polímero :-

O peso total do polímero utilizado neste estudo foi de 1000 gm, e o total de amostras neste estudo foi de (360) que foram preparadas a partir da resina acrílica de cura pelo calor do tipo regular Vertex™ .

### 3.4.2: Preparação do pó modificado de (PMMA) com autoclave :-

Utilizou-se 500 gm de (PMMA) em pó como peso constante para a preparação de grupos do material testado que foram colocados num autoclave tipo - HIRAYAMA - HICTVE - HUA -110. Pr.unidade 0,1 MPa - 1bar, 1,02 Kgf /

$cm^2$ = 14,5 Psi. O calor aplicado é de 132 °C e a pressão é de 4 horas, como indicado nas figuras (3.1) e (3.2).

O pó (PMMA) foi colocado num recipiente de água feito de material de aço inoxidável e fixado com uma tampa de nylon, sendo depois colocado no centro do autoclave. O recipiente de água foi utilizado no interior do autoclave durante o procedimento para evitar quaisquer danos que possam ser graves no equipamento interno do autoclave e para evitar danos no pó de (PMMA) que possam resultar da produção de calor, pressão e vapor. É importante fixar o recipiente que contém o pó de (PMMA) modificado com uma bainha de nylon durante o procedimento para evitar a contaminação do pó de (PMMA) com humidade resultante da evaporação do pó durante este procedimento no autoclave.

Para completar o ciclo deste procedimento, o calor aplicado foi de 132 °C e a pressão foi de Pr.unit 0,1 MPa - 1bar, 1,02 Kgf/$cm^2$ = 14,5 Psi. durante 4 horas. Este procedimento foi feito em autoclave industrial.

O pó modificado (PMMA), triturado por uma máquina de peneirar (XINGQIANG - XQ 500, China) durante cerca de 5 minutos, cerca de 4000 ciclos/min. e peneirado numa peneira n.º 100 mícron, como se mostra na Figura (3.3) e na Figura (3.4). Após a trituração completa do pó modificado e a peneiração, medindo o peso do pó modificado com uma balança eléctrica

2 Os grupos modificados de material de base de dentadura convencional de cura térmica da Vertex Regular Type1, que modificam o pó de (PMMA) por tipo de autoclave - HIRAYAMA - HICTVE - HUA -110. Pr.unidade 0,1 MPa - 1bar, 1,02 Kgf / $cm^2$ = 14,5 Psi. O calor aplicado é de 132 °C e a pressão

sensível (sensibilidade até 0,0001 g), (Mettler Toeb, Suíça), o tamanho das partículas parece mais fino e o peso do PMMA modificado diminuiu para 498,950 g.

As amostras deste estudo foram divididas em dois grupos principais, como mostra a Figura (3.6)

1- Os grupos de controlo de material de base de dentadura convencional de cura a quente da Vertex Regular Tipo 1. Estes grupos de controlo foram curados por banho de água Derotor, tipo Multi cure em dois ciclos. Além disso, os grupos de controlo foram curados em autoclave do tipo Cristofoli, Biosseguranca, Vitale 2.

durante 4 horas, como se pode ver nas figuras (3.1) e (3.2). Este pó também foi curado por duas técnicas diferentes (banho de água em dois ciclos e utilizando autoclave).

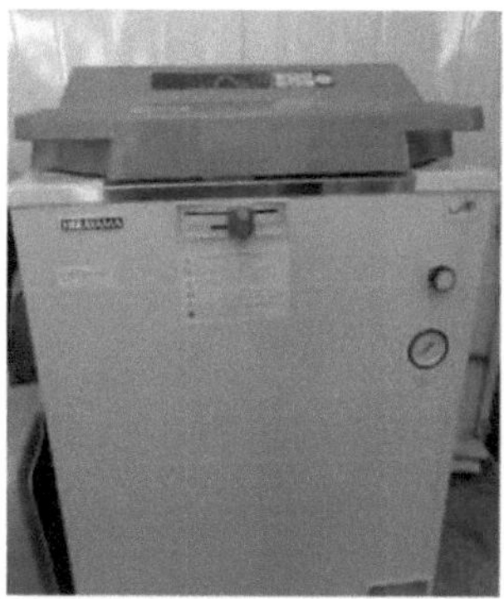

**Figura (3.1): Autoclave do tipo HIRAYAMA-HICTVE-HUA-110**

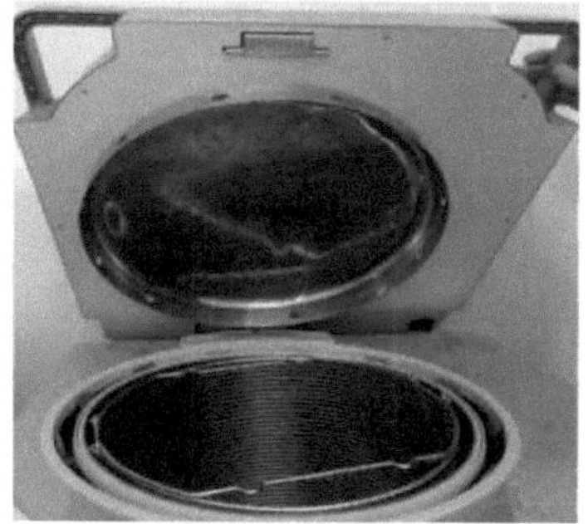

**Figura (3.2): Autoclave do tipo HIRAYAMA- H**

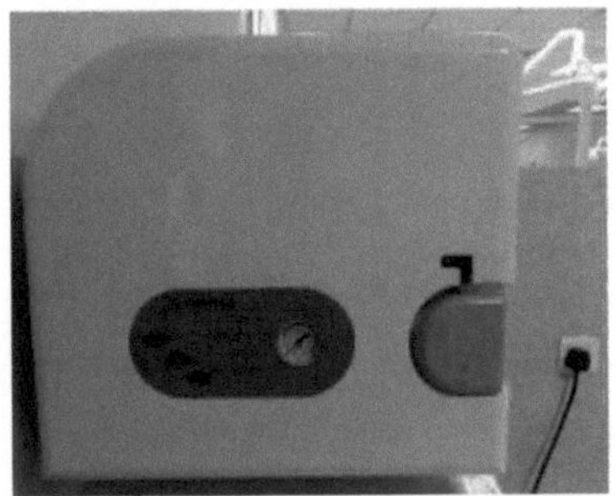

**Figure (3(3)Tipo de autoclave (CRISTOFOLI - BIOSSEGURANÇA - VITAL 2, Itália)**

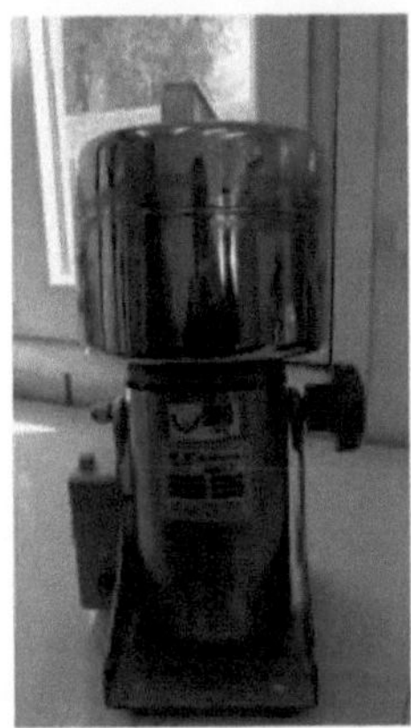

**Figure (3(4)Máquina de moagem (XINQING - XQ500)**

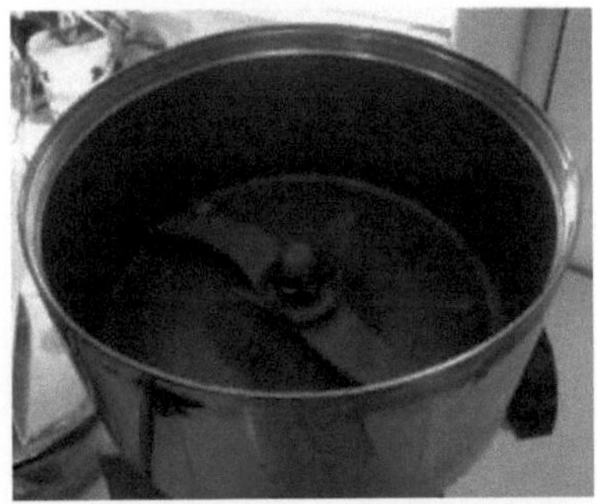

**Figure (3(5)Máquina de moagem (XINGQIAN - XQ500)**

Os dois ciclos de água - banho são :-

1- Cura (PMMA) em banho-maria a 74 °C durante 90 minutos, aumentando depois a temperatura para 100 C° durante 30 minutos (Abood, 2007; Abdul wahhab e Al-nakkash,

2012).

2- Cura (PMMA) em banho-maria a 100 °C durante 30 minutos (Abood, 2007).

A cura é efectuada em autoclave a 121°C sob 1,4 bar durante 30 minutos (Abdul wahhab e Al-nakkash, 2012).

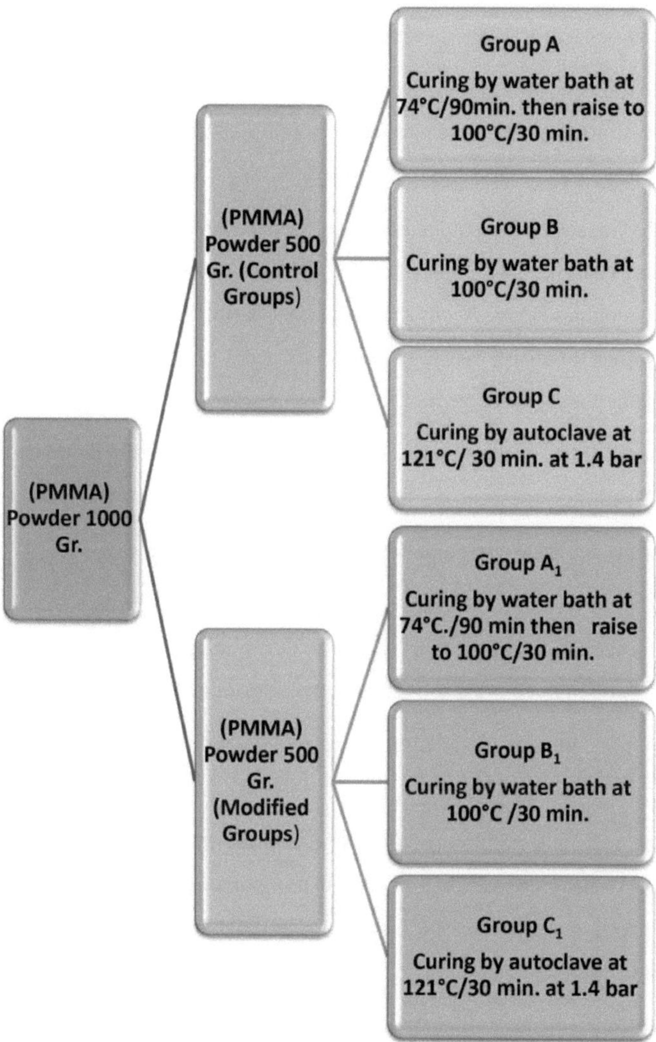


**Figura (3.6): Desenho experimental da preparação do pó de (PMMA) e tipos de técnicas de cura.**

Neste estudo in vitro foram preparados um total de (360) espécimes, os espécimes processados por banho-maria, por dois ciclos e por autoclave, pelo que estes grupos foram: Grupo (A) , Grupo (B) e Grupo (C), também grupos modificados processados por ambos os dois ciclos de banho de água e por autoclave , então esses grupos foram: Grupo (A1) , Grupo (B1) e Grupo (C1).

As amostras foram preparadas a partir do Biostar como modelo e preparadas de acordo com as dimensões especificadas em cada ensaio do estudo.

No início da preparação das amostras neste estudo, foram utilizados frascos dentários com pedra dentária como revestimento e folhas de plástico duro de diferentes espessuras e formas para produzir moldes para diferentes amostras.

Utilizando o intestino de borracha e a espátula dentária, o gesso dentário foi misturado com água numa proporção de (100 gm / 28 - 32 ml) durante (20 - 30) segundos e colocado num vibrador para remover as bolhas de ar. A mistura foi vertida na metade inferior do frasco (Anusavice, 2004). O frasco foi aberto após a colocação da pedra e as amostras de biostar foram removidas, deixando um molde de pedra.

Tanto no pó de controlo (PMMA) como no pó modificado (PMMA), a mistura do pó com o líquido monómero foi feita numa proporção de 2:1 como (22 gm de pó / 10 ml de monómero).

Combe, (1992) afirmou que a relação correta polímero/líquido é normalmente (3 - 3,5 / 1) em volume e (2,5 / 1) em peso.

Se for misturado muito pouco líquido com os grânulos de polímero, então nem todo o polímero será molhado pelo monómero e o acrílico terá uma textura granular.

Se for incorporado demasiado monómero na mistura, ocorrerá um maior nível de retração de polimerização.

A massa acrílica é preparada misturando a proporção correta de pó/líquido e deixando-a repousar num recipiente fechado até atingir a fase de massa pronta para ser embalada; se demorar demasiado tempo, a massa tornar-se-á rígida e a embalagem no frasco será difícil, se não impossível (Grant, 1992).

A fase de massa foi atingida em menos de 40 minutos a partir do início do processo de mistura. A resina acrílica das amostras deve permanecer na fase de massa durante, pelo menos, 5 minutos no molde, o que dá tempo suficiente para que a massa seja colocada no molde preparado.

Depois de a mistura atingir a fase de massa, a massa acrílica foi colocada no molde e o frasco foi colocado sob pressão a 20 bar por prensa hidráulica durante 5 segundos. Este procedimento foi repetido a uma pressão de 40 bar. O frasco foi novamente aberto, a bainha de polietileno foi retirada e o acesso do acrílico foi removido com uma faca de cera, fechado e embalado numa prensa hidráulica a 80 bar, como se mostra na figura (3.7). Após 10 minutos no frasco, procedeu-se à cura.

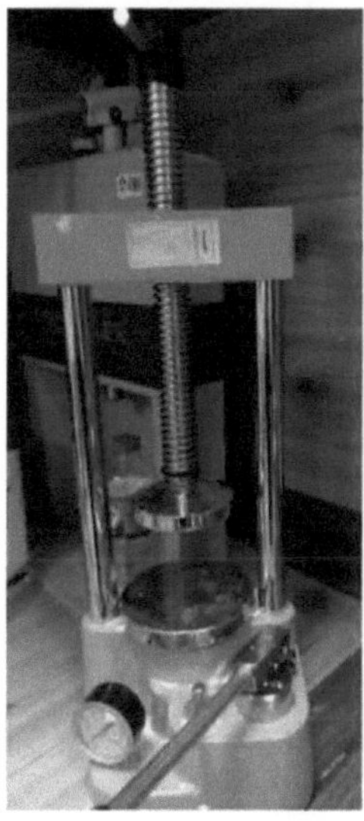

**Figura: (3.7) Prensa Hydroulic - Beco**

É importante que a fase de embalagem seja efectuada com a maior precisão possível; se o material for demasiado embalado, a amostra resultante será demasiado espessa e imprecisa; se o molde for pouco embalado, as amostras resultantes serão demasiado porosas.

O frasco cheio foi aquecido com um controlo preciso do tempo e da temperatura em todos os grupos. Após o aquecimento do balão, este deve ser arrefecido lentamente, devendo evitar-se o arrefecimento rápido para permitir o alívio de quaisquer tensões internas incorporadas devido aos diferentes coeficientes de contração do acrílico e dos materiais do molde. A presença de tensões internas nas amostras de acrílico pode conduzir à formação de microfissuras e levar à distorção ou fratura da amostra (Grant, 1992).

O frasco foi aberto e cada amostra de resina acrílica foi lixada e polida, primeiro com pedra-pomes e uma roda de musselina húmida e depois com um composto de polimento. Estas amostras em cada grupo de estudo foram verificadas com um vernier digital com uma precisão de ± 0,001 mm e numeradas antes do armazenamento em água a 37 °C durante 48 ± 2 horas numa incubadora, como se mostra na Figura (3.8).

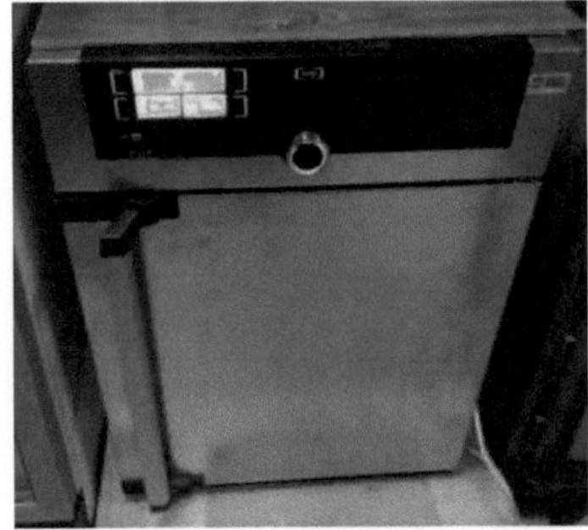

**Figura: (3.8) Incubadora - Memmert - GmbH**

## 3.5: Testes utilizados neste estudo :-

- Ensaio de resistência transversal.
- Ensaio de dureza por indentação.
- Ensaio de rugosidade da superfície.
- Ensaio de resistência à tração.
- Teste de sorção de água e teste de solubilidade.
- Ensaio de porosidade.
- Ensaio de densidade.
- Teste de propriedade de cor.
- Ensaio do ponto de fusão.
- Ensaio de retração de polimerização.
- Teste de grau de conversão.
- Teste FTIR.
- Ensaio de calorimetria diferencial de varrimento (DSC).
- Teste do monómero residual por cromatografia líquida de alta resolução (HPLC).

### 3.5.1: Ensaio de resistência transversal :-

O número total de espécimes para a resistência transversal foi de trinta, cinco espécimes em cada grupo (A, B, C, A1, B1 e C1), um espécime em forma de barra com dimensões de (65 x 10 x 2,5) ± 0,03 mm, respetivamente, de acordo com a especificação ADA n.º 12.1975 e armazenado em água destilada a 37 °C durante 48 horas numa incubadora, como se mostra na Figura (3.9).

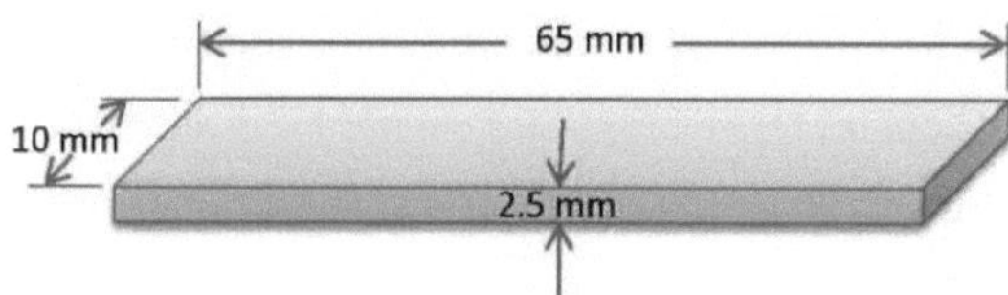


**Figura (3.9): Dimensão do provete de ensaio de resistência transversal**

O ensaio de resistência transversal foi efectuado utilizando uma máquina de ensaios de flexão de três pontos. Foi utilizado um modelo de ensaio de três pontos, em que a viga do provete simples foi carregada centralmente a uma velocidade transversal de 5 mm / min sobre um vão de apoio de dois pontos fixado em 50 mm. O provete foi deformado até ocorrer a rutura, que foi automaticamente registada pelo registador gráfico interno da máquina de ensaios. A força necessária para a rutura foi registada e também o alongamento máximo da amostra desde o início da força aplicada até à rutura da amostra foi automaticamente registado pelo registador gráfico interno da máquina de ensaio. A tensão foi calculada através da seguinte equação (Dogan *et al.,* 2008):

$$S = 3.P.L / 2.b.d^2$$

Onde:

**S:** tensão nas fibras exteriores a meio vão, expressa em **MPa**.

**P:** Carga num determinado ponto da curva carga-deformação, expressa em **N**.

L: comprimento do vão de apoio, expresso em (50 mm).

**b:** largura da viga ensaiada, expressa em (10 mm).

**d:** profundidade da viga ensaiada, expressa em (2,5 mm).

### 3.5.2: Ensaio de dureza por indentação :-

O ensaio de dureza mede a resistência de um material a um indentador ou a uma ferramenta de corte, fornecendo uma indicação da resistência do material ao risco ou à abrasão.

Os espécimes foram preparados com dimensões de (30 x 15 x 3) ± 0,03 mm (comprimento, largura e espessura), respetivamente, de acordo com a especificação ADA n.º 12.1975 e armazenados em água destilada a 37 °C durante 48 horas na incubadora, como se mostra na Figura (3.10). Cinco espécimes de cada grupo.

Para determinar a microdureza, foi utilizado um suporte de teste de dureza Shore (modelo: LD.YJ, n.º 321205626), como se mostra na Figura (3.11). Para minimizar o risco de erros de leitura devido ao trabalho, as leituras de dureza foram efectuadas em três locais diferentes e o valor médio foi obtido de cada amostra.

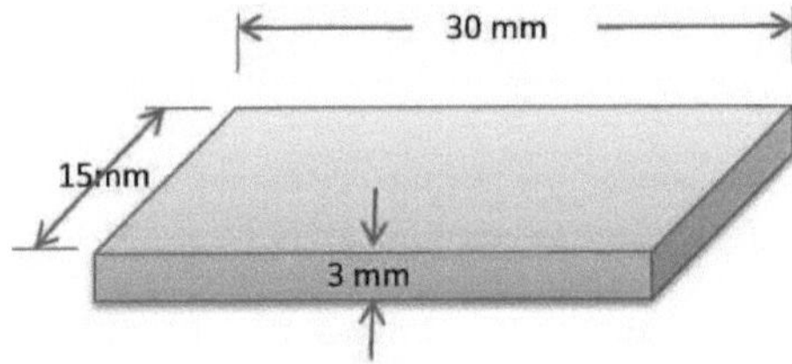


**Figura (3.10): Dimensões do provete de ensaio de dureza por indentação.**

O indentador foi utilizado sob a forma de uma esfera de aço redonda de 1 / 4 polegadas de diâmetro e a amostra foi sujeita a uma carga menor e o inspetor de dureza foi calibrado de acordo com as instruções do fabricante após (15 - 20) segundos.

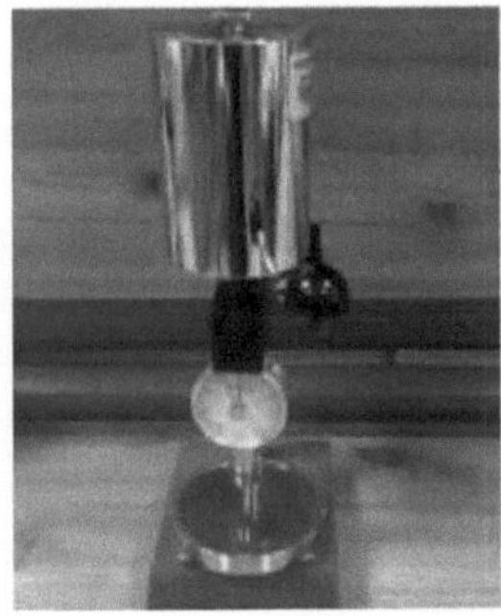

**Figura (3.11): Dureza Shore D (LDYJ).**

A medição da dureza tem sido utilizada com sucesso como um método indireto de avaliação da polimerização e do grau de conversão ( Waters *et al.*, 1997 ; Lee *et al.*, 2002).

### 3.5.3: Ensaio de rugosidade da superfície :-

O número total de espécimes para o ensaio de rugosidade da superfície foi de dezoito, três espécimes em cada grupo (A, B, C, A1, B1 e C1). Os espécimes foram preparados com dimensões (10 x 10 x 2) ± 0,03 mm, respetivamente (Nevzatoglu *et al.*, 2007), e armazenados em água destilada a 37 °C durante 48 horas na incubadora, como se mostra na Figura (3.12). A rugosidade da superfície (Ra) dos espécimes foi medida utilizando um medidor de perfil de contacto (MarSurf PS1 - Mahr CO. Germany, Explorer V1.20-07), como se mostra na Figura (3.13).

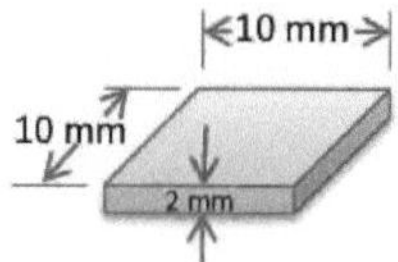


**Figure (3(12) Dimensões do provete de ensaio da rugosidade da superfície**

O método utilizado consistiu em passar um estilete de diamante pela superfície sob uma carga constante e calcular o valor numérico que representa a rugosidade da superfície, medida em µm.

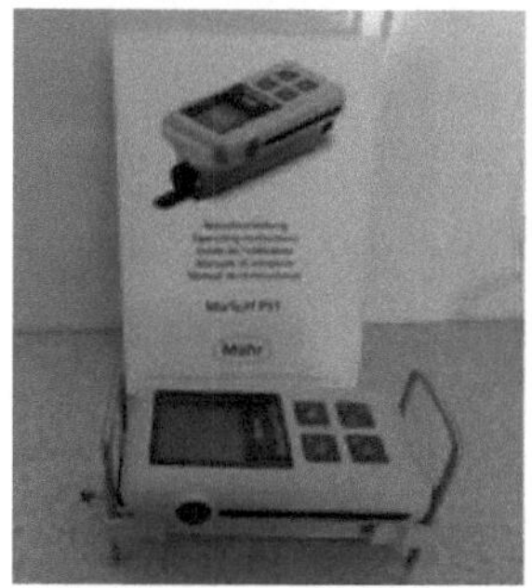

**Figure (3(13) Perfil - medidor Marsurf PSI - Mahr**

O valor (Ra) descreve a rugosidade global de uma superfície e é definido como o valor médio aritmético de todas as distâncias absolutas dos perfis de rugosidade a partir do centro dentro do comprimento de medição (Yannikaks, 2002), que pode medir uma pequena variação da superfície movendo uma agulha de diamante em contacto com a superfície enquanto se move lateralmente através dos espécimes sob pressão constante e leitura selecionada aleatoriamente para cada espécime e o valor médio foi calculado e utilizado para análise estatística.

### 3.5.4: Ensaio de resistência à tração :-

Neste ensaio, as amostras foram construídas com as dimensões de (90 x 10 x 3) ± 0,03 mm (comprimento x largura x espessura), respetivamente, de acordo com a especificação ADA No.12.1975 e armazenadas em água destilada a 37 °C durante 48 horas na incubadora, como se mostra na Figura (3.14).

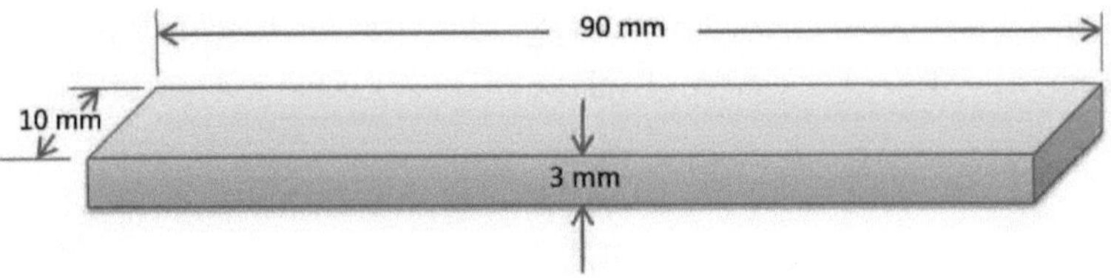


**Figura (3.14): Dimensões do provete de ensaio de resistência à tração.**

Foram preparadas trinta amostras de seis grupos no estudo:

- Grupos de controlo (A, B, & C).
- Grupos modificados (A1, B1, & C1).

O ensaio foi efectuado no departamento de engenharia da AL-Kindy Company, na cidade de Mosul, numa máquina digital de ensaios de tração (tipo United - Japão), como se mostra na Figura (3.15) e na Figura (3.16).

As amostras foram preparadas e armazenadas em água destilada a 37 °C durante 48 horas numa incubadora. Neste ensaio, as amostras foram agarradas por dois braços da máquina (40 mm entre os dois braços) e a quantidade de forças foi aplicada até ocorrer a fratura da amostra na máquina de ensaio.

O alinhamento vertical da amostra foi um fator importante para evitar cargas laterais ou movimentos de flexão na amostra, para que esta ficasse pendurada livremente e mantivesse o alinhamento durante o ensaio.

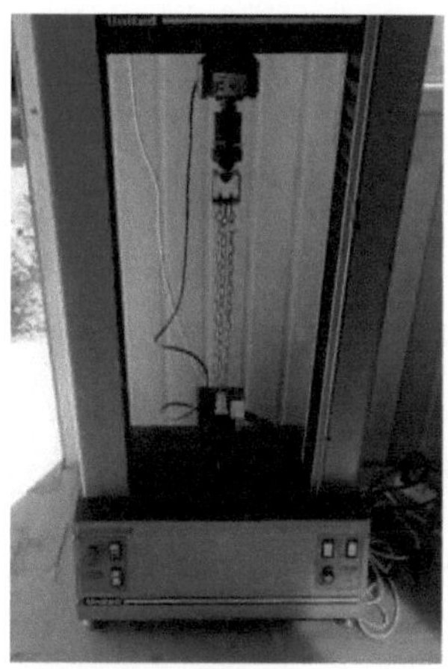

**Figura (3.15): Máquina de tração do tipo United.**

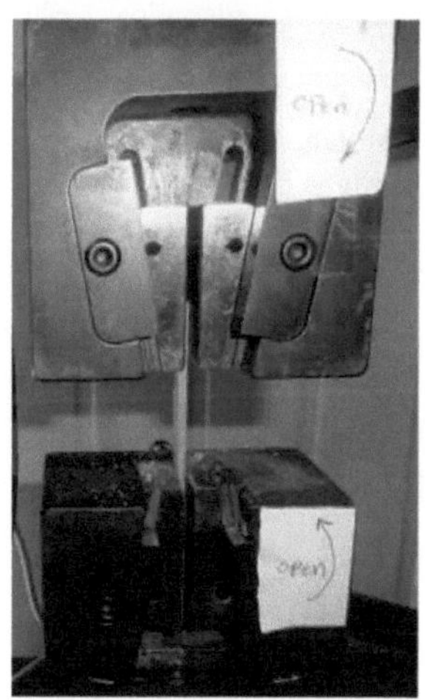

**Figura (3.16): Máquina de tração (tipo United).**

A resistência à tração foi calculada pela seguinte fórmula (Ozkan *et al.*, 2003) :-

Resistência à tração = F (N) / A

F = Força de tração na rotura (N).

A = Área da secção transversal da amostra.

A curva tensão-deformação foi registada por um programa especial num computador ligado à máquina para cada amostra e a força na rotura foi registada em Newton (N).

### 3.5.5: Ensaios de sorção de água e solubilidade :-

O método simples de medir a sorção de água e a solubilidade do polímero consiste em monitorizar a alteração de peso de uma amostra quando imersa em água. A análise detalhada da quantidade de água sorvida pelos materiais poliméricos é complicada pela perda simultânea de componentes solúveis em água, como o monómero residual e os plastificantes.

A sorção de água é geralmente medida gravimetricamente em mg / $cm^3$ após sete dias em água (Noort, 2002). A solubilidade representa a massa dos materiais solúveis do polímero.

Para medir a absorção de água e a solubilidade, foram preparadas sessenta amostras com dimensões de (10 x 12 x 4) mm, respetivamente, de acordo com a especificação n.º 2002 da ADA, dez amostras de cada grupo.

As amostras foram imersas em água e retiradas, secas ao ar durante 15 segundos e este resultado foi registado como ($m_1$). As amostras foram depois imersas em água destilada a 37 °C durante uma semana até o seu peso se manter constante. Este resultado foi registado como ($m_2$).

As amostras foram colocadas nos exsicadores que continham cálcio anidro e secas até se registar a massa final constante ($m_3$). O volume das amostras (**V**) foi calculado através da multiplicação (comprimento x largura x espessura).

Para calcular a sorção de água (**Wsp**) e a solubilidade (**Wsl**), foram utilizadas as seguintes equações (1) e (2) (Podyorski, 2010) :-

$$\mathbf{Wsp = m_2 - m_1 / V} \qquad (1)$$

$$\mathbf{Wsl = m_2 - m_3 / V} \qquad (2)$$

### 3.5.6: Teste de porosidade :-

Para medir a porosidade, foi utilizado neste estudo o método clássico de sorção, tendo sido preparadas sessenta amostras, dez amostras de cada grupo com dimensões (10 x 12 x 4) mm, respetivamente (Oliveira *et al.*, 2003). As amostras foram secas num exsicador contendo sílica gel sob vácuo. Foram pesadas diariamente em balança analítica com capacidade de medição de (0,0001) gm, como mostra a Figura (3.17), até atingir um peso constante. Com as amostras secas, foram efectuadas duas pesagens, uma com as amostras ao ar e outra com as amostras imediatamente imersas em água destilada, sendo depois as amostras pesadas. Em seguida, foram pesadas em intervalos regulares até que uma massa constante fosse atingida, indicando um estado de saturação de água por um período de 30 dias.

As amostras foram retiradas da água e o excesso de água foi removido com papel de filtro, e as amostras foram novamente pesadas, uma ao ar e a outra com as amostras imediatamente imersas em água destilada.

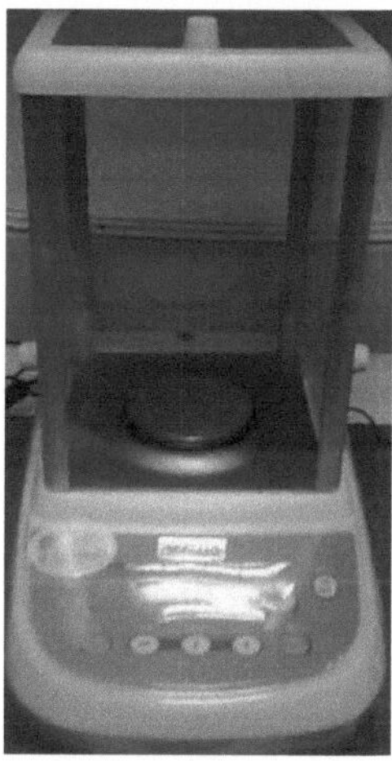

**Figura (3.17): Balança eléctrica sensível até (0,0001) gm.**

Os cálculos de porosidade foram efectuados utilizando as seguintes equações (Keller e Lautenchlager, 1985 ; Oliveira *et al.,* 2003).

$$\mathbf{V_d = m_d - m_d^{/} / \rho_w} \qquad (1)$$

$$\mathbf{V_S = m_s - m_s^{/} / \rho_w} \qquad (2)$$

$$\mathbf{\%\ Porosity = ( V_S - V_d ) \times 100 / V_d} \qquad (3)$$

Em que **Vd** = volume do provete seco.

**md** = massa do provete seco ao ar.

**m/** = massa do provete seco em água.

**Pw** = densidade da água.

**Vs** = volume do provete saturado de água.

**ms** = massa do provete saturado no ar.

$m_S$ = massa do provete saturado em água.

Nas equações (1) e (2), os volumes foram determinados usando $\rho_W$ = 1000 Kg / $m^3$ , a porosidade pode ser calculada pelo volume do espécime saturado menos o volume do espécime seco dividido pelo espécime seco e multiplicado por 100 percentagem total de porosidade para cada espécime como mostrado na equação (3).

O cálculo da porosidade baseou-se na massa e no volume de cada amostra antes e depois da imersão em água, e na densidade da água (Compagnoni *et al.,* 2004) .

### 3.5.7: Densidade :-

Neste método simples para medir a densidade, foram utilizadas duas amostras de pó de (PMMA) e divididas em 2 grupos.

O grupo 1- contém pó (PMMA) que não é tratado por autoclave e é considerado como grupo de controlo (A, B, & C).

O grupo 2 contém pó (PMMA) que foi modificado por autoclave, ou seja, sob calor e pressão (YIRAYAMA - HICTVE - HUA, Japão) e considerado como grupos modificados (A1, B1, & C1).

De cada grupo, uma amostra de 2,5 g de pó de acrílico foi colocada dentro de um cilindro de vidro graduado e depois vibrada pelo vibrador dentário durante 2 minutos para remover quaisquer bolhas de ar no interior das partículas de pó, tendo depois o volume sido registado para os grupos (1 & 2).

A densidade foi calculada de acordo com a seguinte fórmula (Slowinnski *et al.,* 2011):-

**D = M / V**

Em que **D** = densidade em (gm / $cm^3$ ).

**M** = massa em (gm).

**V** = volume em ($cm^3$ ).

### 3.5.8: Teste de propriedade de cor :-

O número total de espécimes para o teste de propriedades de cor foi de trinta, cinco espécimes em cada grupo (A, B, C, A1, B1, & C1), respetivamente, com dimensões de (30 × 20 × 1,5) ±

0,03 mm (comprimento × largura × espessura), respetivamente (Hatim *et al.*, 2004), como mostrado na Figura (3.18). Estas amostras foram preparadas e armazenadas em água destilada durante 7 dias a 37 °C numa incubadora antes de serem testadas (AL - Ibraheem, 2013).

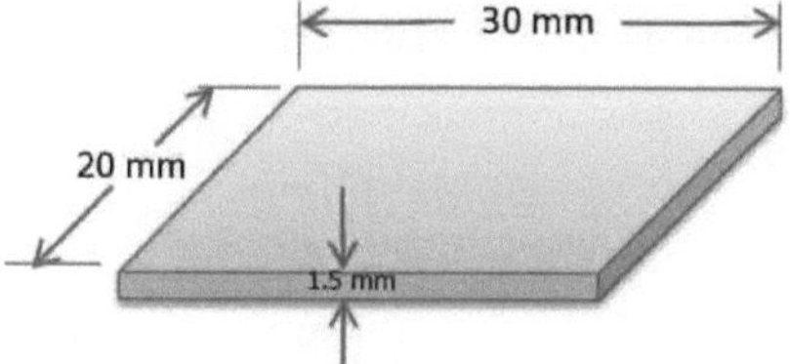


**Figura (3.18): Dimensões dos provetes de ensaio das propriedades de cor.**

A medição das propriedades da cor foi efectuada utilizando o dispositivo Vita easyshade (Vita Zahnfabrik, Alemanha) para medir a cor das amostras acrílicas preparadas, como se mostra na Figura (3.19).

A medição da cor das amostras avaliadas e a média dos valores L*, a* e b* foram calculados.

Quanto maior for o valor de brilho, maior será a rugosidade da superfície do material de base de dentadura de resina acrílica (AL-Mashhadany, 2013).

As medições foram efectuadas com o aparelho de sombreamento Vita Easy para obter os valores da linha de base L*, a*, b*, que aparecerão no ecrã como se mostra na Figura (3.19).

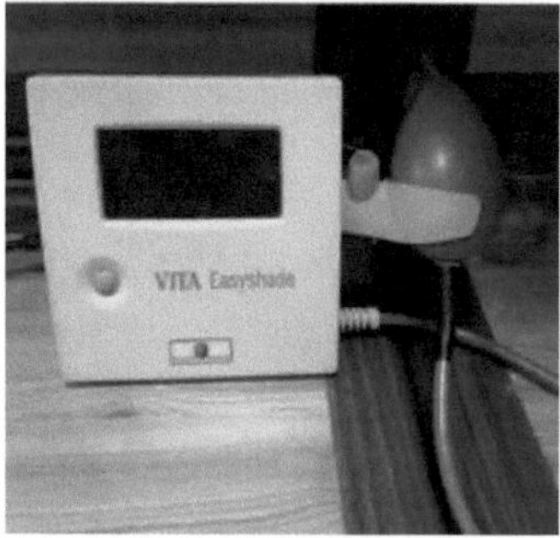


**Figura (3.19): Sombra Vita Easy.**

A mudança total de cor :-

$$\Delta E = [\ (\Delta L^*)^2 + (\Delta a^*)^2 + (\Delta b^*)^2]^{\frac{1}{2}}. \qquad (1)$$

$$\Delta E = [(L_2^* - L_1^*) + (a_2^* - a_1^*) + (b_2^* - b_2^*)]^{\frac{1}{2}}. \qquad (2)$$

Magnitude e carácter da diferença entre duas cores numa condição especificada, designada por delta ΔE.

Em princípio, quando nenhuma diferença de cor é detectada após a sua exposição ao ambiente de teste (ΔE =0) e quando (ΔE = 3,7) ou menos é considerado clinicamente aceitável no estudo in vitro e quando (ΔE = 6,8 ou menos é considerado clinicamente aceitável no estudo vivo (AL - Ibraheem, 2013).

### 3.5.9: Teste de ponto de fusão :-

Existem muitas técnicas laboratoriais para a determinação do ponto de fusão. A calometria diferencial de varrimento (DSC) fornece informações sobre o ponto de fusão juntamente com a sua entalpia de fusão.

Neste estudo, foi utilizado um método simples para medir o ponto de fusão em grupos de amostras:

- Grupos de controlo (A, B, & C).
- Grupos modificados (A1, B1 e C1).

Vários grãos de (PMMA) de 5 amostras de cada grupo.

O dispositivo utilizado neste estudo para medir o ponto de fusão é um aparelho de ponto de fusão eletrotérmico, como se mostra na Figura (3.20), que consiste numa tira metálica com um gradiente de temperatura (desde a temperatura ambiente até 330°C). Qualquer substância pode ser colocada numa secção da tira, revelando o seu comportamento térmico à temperatura desse ponto.

Colocaram-se grãos de polimetilmetacrilato (PMMA) na secção, um tubo de Thiele e uma lupa simples. Os grãos foram colocados num tubo de vidro fino e parcialmente imersos e, com a ajuda de uma fonte de luz externa, o tubo agitado foi aquecido, podendo observar-se a fusão dos grãos individuais a uma determinada temperatura, a amostra num bloco de aquecimento e a deteção ótica é automática.

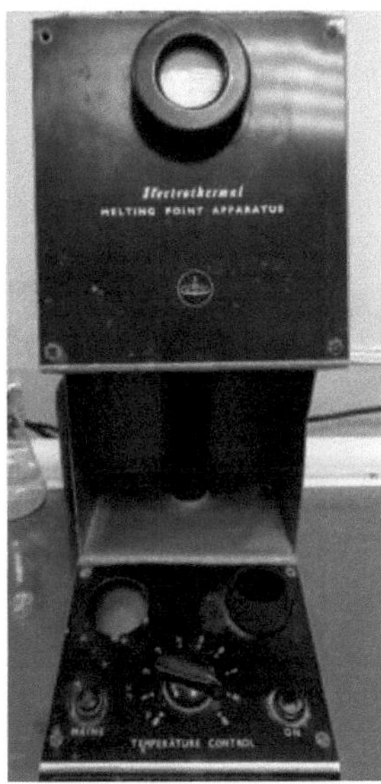

**Figura (3.20): Ponto de fusão eletrotérmico.**

## 3.5.10: Teste de retração de polimerização :-

A contração da polimerização e as alterações dimensionais neste estudo foram determinadas por este método.

Foram preparadas trinta amostras de (PMMA) a partir de :-

- Grupos de controlo (A, B, & C).
- Grupos modificados (A1, B1, & C1).

De acordo com Baydas *et al.*, (2003), foram gravadas placas rectangulares de aço inoxidável com dimensões de (25 x 25 x 10) mm, respetivamente, 4 orifícios com 0,5 mm de profundidade na placa metálica de amostra inoxidável para a marca de índice (A, B, C, & D), duas camadas de cera foram colocadas nas placas e colocadas no frasco (Baydas *et al.,* 2003).

Foram fabricadas amostras de (PMMA) nos grupos de controlo e modificado. Todas as amostras foram armazenadas em água destilada a 37 °C durante 48 ± 2 horas numa incubadora até serem medidas com um vernier digital com uma precisão de (0,001) mm por meio de indentações elevadas como pontos de referência em amostras de acrílico designadas por letras (A, B, C, & D), como se mostra na Figura (3.21).

Foram registadas seis distâncias de medição (AB, BC, CD, AD, AC & BD) para cada amostra de acrílico. Foram efectuadas cinco medições para cada uma das seis dimensões.

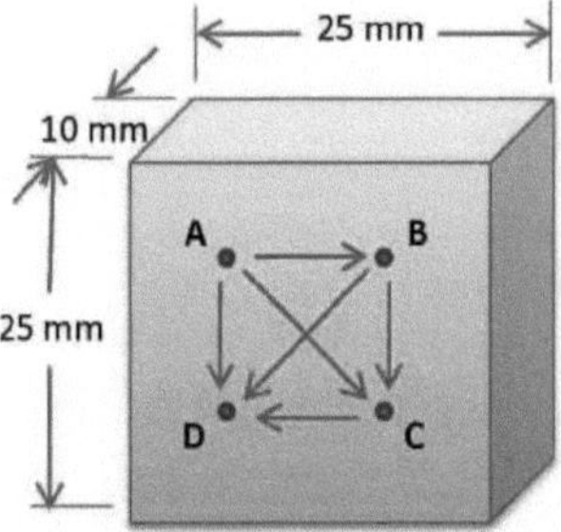


- igura (3.21): **Dimensões do provete de ensaio de retração por polimerização.**

A contração por polimerização das amostras de acrílico foi avaliada medindo as distâncias entre pontos de referência nas amostras, as diferenças entre estes pontos fixos e as placas de aço inoxidável originais.

As alterações dimensionais na polimerização das amostras acíclicas foram calculadas por esta fórmula (Baydas *et al.*, 2003).

$$\textbf{Dimensional Changes} = \sqrt{(\mathbf{AB})^2 + (\mathbf{BC})^2 + (\mathbf{CD})^2 + (\mathbf{AD})^2 + (\mathbf{AC})^2 + (\mathbf{BD})^2}$$

Retração de polimerização % determinada por alterações dimensionais.

### 3.5.11: Ensaio de espetroscopia de infravermelhos com transformada de Fourier (FTIR) :-

A espetroscopia de infravermelhos com transformada de Fourier é um dos métodos espectroscópicos mais utilizados para analisar a estrutura dos polímeros. Os espectros (FTIR) do (PMMA) apresentaram picos de metilo e metileno.

A espetroscopia de infravermelhos com transformada de Fourier é um método de deteção potente e muito amplamente aplicável para obter informações sobre os grupos funcionais químicos de materiais poliméricos.

Neste teste, as amostras dos grupos de controlo (A, B, & C) e dos grupos experimentais (A1, B1, & C1) foram preparadas com dimensões de (10 x 10 x 4) ± 0,03 mm, respetivamente (Aydogan *et al.*, 2013) e este teste foi realizado na Universidade de Mosul, Faculdade de Medicina Dentária, Departamento de Química.

Todas as amostras após a polimerização foram armazenadas num banho de água destilada a 37 °C durante (48 ± 2) horas antes do ensaio. Foi utilizada uma amostra de 1 mg em cada grupo de estudo. Após a polimerização, as amostras de resina foram secas numa estufa seca durante 12 horas a 70 °C para remover as moléculas de H2 da estrutura e, em seguida, a resina seca foi cortada em pequenos pedaços utilizando uma faca de cera afiada, limpa e esterilizada para obter o pó das amostras polimerizadas. Em seguida, o pó é montado num suporte e colocado no feixe de amostras do espetrómetro (Bruker alpha - FTIR, Alemanha) para obter o gráfico do comprimento de onda absorvido e transmitido na vasta gama da região (500 - 4000 nm) (Aydogan *et al.*, 2013), como se mostra na Figura (3.22).

A espetroscopia de infravermelhos com transformada de Fourier baseia-se na interação da luz infravermelha com as moléculas, a absorção de energia das bandas químicas cria o seu espetro (FTIR). O conteúdo energético da luz é diretamente proporcional ao seu comprimento e número de onda.

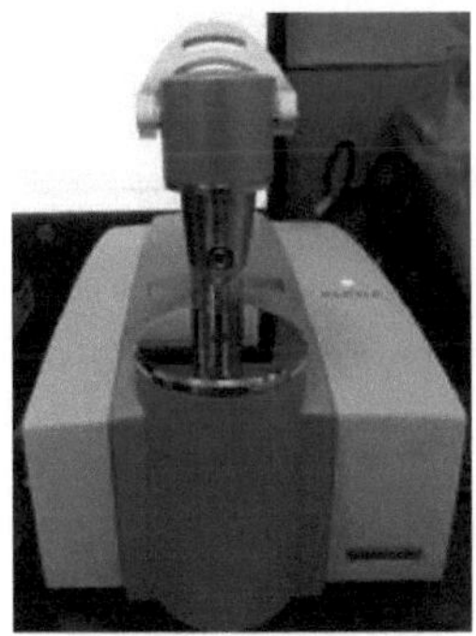

**Figura (3.22): Bruker- alpha - FTIR.**

### 3.5.12: Grau de Teste de Conversão :-

O grau de conversão dos materiais em investigação neste estudo foi determinado por (FTIR).

Os espécimes da resina polimerizada a quente com dimensões de (10 x10 x 4) mm foram respigados (Abdul Razzak, 2010) e divididos em 6 grupos:

- Grupos de controlo (A, B, & C)
- Grupos modificados (A1, B1, & C1)

Foram preparados dezoito espécimes para este teste e três espécimes de cada tipo de grupo. Todos os espécimes foram tratados com o mesmo método para o teste (FTIR).

O grau de conversão do monómero em polímero foi calculado por comparação da razão de absorvância, utilizando uma técnica de linha de base padrão, do pico (C = C) do grupo metacrilato a 1640 $cm^{-1}$ com a do pico inalterado (C = O) do grupo éster a 1720 $cm^{-1}$ , que foi utilizado como pico de referência antes do monómero e após a polimerização.

Tomando a razão entre as duas absorvâncias de cada amostra, a fração de ligações duplas que não reagiram pode ser calculada a partir da fórmula (Abdul Razzak, 2010)

$$\mathbf{DC\ \% = [\ 1 -\frac{Abs(C{=}C)/Abs\ (C{=}O)\ \mathit{polymer}}{Abs(C{=}C)/\ Abs(C{=}O)\mathit{monomer}}\ ]\ X\ 100\ \%}$$

Em que **DC = grau de conversão**

**Abs = absorvância**

Na computação, é utilizado um scanner, que é um dispositivo que digitaliza opticamente imagens, texto impresso, escrita manual ou um objeto e converte-o numa imagem digital através do programa MATLAB. Este programa tem uma vasta gama de aplicações, incluindo processamento de sinal e imagem, comunicações, design de controlo, teste e medição, modelação e análise financeira e também biologia computacional (Ferreira, 2009).

A espetroscopia de infravermelhos com transformada de Fourier de cada amostra no ensaio é convertida em imagem digital no computador utilizando um scanner digital (scanner Epson, Japão).

As imagens foram digitalizadas com uma resolução de entrada de 600 píxeis por polegada.

## 3.5.13: Ensaio de calorimetria difractal de varrimento (DSC) :-

A calorimetria difractal de varrimento (DSC) fornece um método rápido para determinar e avaliar as caraterísticas térmicas dos polímeros e determinar a temperatura de transição vítrea (Tg), que é fundamental para compreender a utilização superior da temperatura e dos ambientes de processamento (Aouachria e Bensemra, 2006).

O teste de calorimetria exploratória diferencial foi efectuado na Universidade de Mosul, Faculdade de Ciências, Departamento de Química. Foi efectuado utilizando um sistema de análise térmica (DSC 60, Shimadoz, Japão), como se mostra na Figura (3.23).

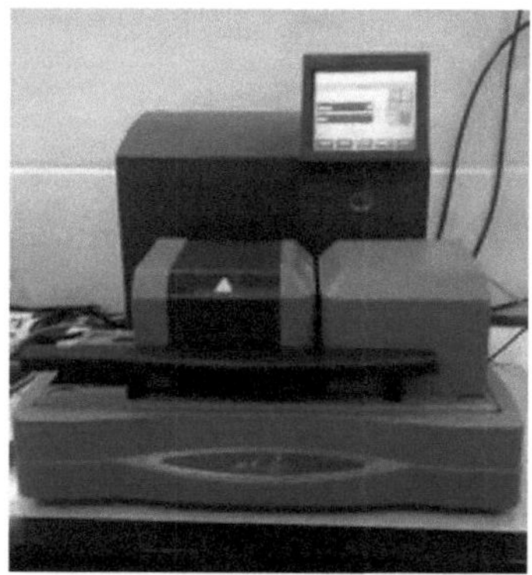

**Figura (3.23): Dispositivo de calorimetria diferencial de varrimento (DSC 60, Shimados).**

Dois grupos de estudo de (PMMA) em pó :-

- Grupos de controlo (A, B, & C).
- Grupos modificados (A1, B1, & C1).

Foi utilizada uma amostra de 4 mg em cada grupo de estudo, a temperatura de transição vítrea (Tg) de cada amostra nos grupos de estudo foi avaliada por (DSC) numa atmosfera de azoto com uma taxa de aquecimento de 10 °C / min. até 250 °C.

Adicionalmente, foram colocadas (4 - 6) mg de amostras de resina no recipiente com cápsulas de alumínio. O recipiente com as amostras e um recipiente de referência vazio foram colocados num disco termoelétrico rodeado por uma resistência. À medida que a temperatura da resistência era alterada, o calor era transferido para as amostras e para a referência através do disco termoelétrico.

As termocápsulas de área na parte inferior de cada forma de placa mediram a temperatura da amostra e da referência (Aydogan *et al.,* 2013).

Um computador é ligado à máquina e, utilizando o software e vários sinais, o calorímetro. Esta informação é depois tratada pelo software do computador e apresentada sob a forma de um gráfico das variações de energia em função da temperatura.

### 3.5.14: Teste de monómero residual por cromatografia líquida de alta eficiência (HPLC) :-

A cromatografia líquida de alta resolução (HPLC) é considerada um método preciso para determinar o teor de monómero residual em amostras de (PMMA).

Neste teste, foram preparadas dezoito amostras de (PMMA) em todos os grupos de estudo.

- Grupos de controlo (A, B, & C).
- Grupos modificados (A1, B1, & C1).

As amostras de polimetilmetacrilato (PMMA ) foram fabricadas em forma de disco com uma dimensão de 50 ± 1 mm de diâmetro e 0,5 ± 0,1 mm de espessura e armazenadas em água destilada numa incubadora a 37 °C durante 48 ± 2 horas (Ebraheem, 2014).

Uma amostra de 50 mg foi dissolvida em 1 ml de acetona e, em seguida, foram adicionados 10 ml de metanol à solução para precipitar o polímero. O sobrenadante da solução foi filtrado através de um filtro de poros milimétricos de 0,45 μm. A análise por cromatografia líquida de alta resolução (HPLC) foi efectuada por cromatografia líquida, Shimadzu Japan System, como se mostra na Figura (3.24). 10 ml da solução de amostra foram injectados e analisados a 40 °C a um caudal de 0,1 ml. $min^{-1}$ com água acetonitrilo 50 / 50 (Mohamed *et al.,* 2008).

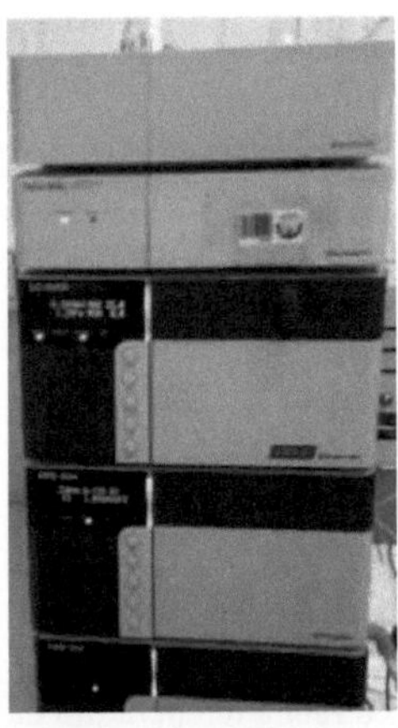

**Figura (3.24): Cromatografia líquida para (HPLC).**

Depois de medir a concentração conhecida da solução de (MMA), a área sob a curva do monómero foi registada e traçada em função da concentração para obter a curva de calibração que foi utilizada para prever a concentração desconhecida do monómero residual de todos os grupos de estudo (Ebraheem, 2014).

## 3.6: Análise estatística :-

Os seguintes métodos estatísticos foram analisados para avaliar os resultados: -

1- Foi utilizada a análise estatística descritiva, incluindo a média, o desvio padrão e os testes de intervalo múltiplo de Duncan.

2- Análise de variância de uma via (ANOVA).

# Capítulo 4

# Resultados

## 4.1: Ensaio de resistência transversal :-

As estatísticas descritivas revelaram uma diferença significativa entre as amostras de acrílico dos grupos de controlo (A, B e C) e as amostras de acrílico dos grupos modificados (AI, BI e CI).

A análise ANOVA unidirecional revelou uma variância com um valor significativo de P ≤ 0,05, como se mostra na Tabela (4.2).

O valor mínimo da resistência transversal foi no grupo (B), que é igual a 76,3740 N / $mm^2$ , enquanto o valor máximo foi no grupo (CI), que é igual a 113,1980 N / $mm^2$ , como se pode ver na Tabela (4.1), na Tabela (4.3) e na Figura (4.1).

**Tabela (4.1): Estatística descritiva dos resultados do ensaio de resistência transversal.**

| Grupos | N | Média | Desvio Std. Desvio | Erro Std. | Mínimo | Máximo |
|---|---|---|---|---|---|---|
| A | 5 | 78.2420 | 1.31306 | 0.58722 | 76.80 | 80.32 |
| Ai | 5 | 97.4040 | 1.78137 | 0.79665 | 94.91 | 99.45 |
| B | 5 | 76.3740 | 2.64317 | 1.18206 | 72.33 | 78.79 |
| Bi | 5 | 93.9880 | 1.93686 | 0.86619 | 91.55 | 95.49 |
| C | 5 | 87.4600 | 2.04076 | 0.91266 | 84.45 | 89.95 |
| Ci | 5 | 113.1980 | 1.63394 | 0.73072 | 110.77 | 115.22 |

**Tabela (4.2): Teste F pela tabela ANOVA dos resultados da Resistência Transversal.**

| | Soma de quadrados | df | Quadrado médio | F | Valor P |
|---|---|---|---|---|---|
| Entre grupos | 4659.173 | 5 | 931.835 | 248.825 | 0.000* |
| Dentro dos grupos | 89.878 | 24 | 3.745 | | |
| Total | 4749.052 | 29 | | | |

*Diferença significativa a P ≤ 0,05. df: grau de liberdade

**Tabela (4.3): Teste de Duncan de alcance múltiplo do teste de resistência transversal.**

| Grupo | N | Agrupamento de Duncan | | | | |
|---|---|---|---|---|---|---|
| | | A | B | C | D | E |
| B | 5 | 76.3740 | | | | |
| A | 5 | 78.2420 | | | | |
| C | 5 | | 87.4600 | | | |
| Bi | 5 | | | 93.9880 | | |
| Ai | 5 | | | | 97.4040 | |
| CI | 5 | | | | | 113.1980 |

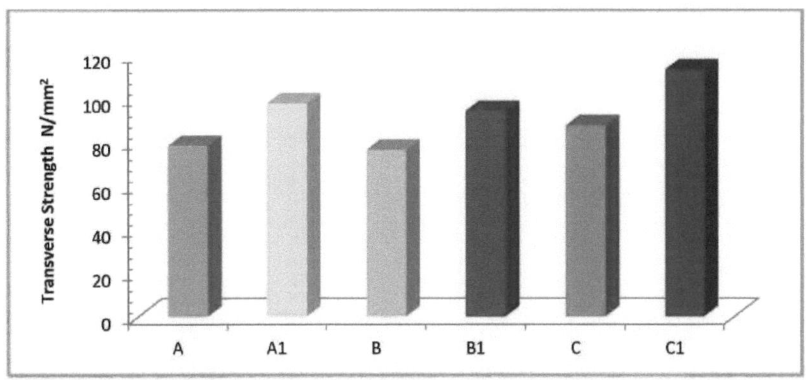


**Figura (4.1): Média, desvio padrão e teste múltiplo de Duncan do teste de força transversal dos grupos de estudo acíclicos.**

No alongamento máximo das amostras no ensaio de resistência transversal, as estatísticas descritivas revelaram uma diferença significativa entre as amostras de acrílico dos grupos de controlo (A, B e C) e as amostras de acrílico dos grupos modificados (A1, B1 e C1).

A análise ANOVA unidirecional revelou uma variação com um valor significativo de $P \leq 0,05$, como se mostra na Tabela (4.5).

O valor mínimo de alongamento máximo foi mostrado no grupo (B), que é igual a 5,040 mm, enquanto o valor máximo foi mostrado no grupo (C1), que é igual a 7,340 mm, como mostrado na Tabela (4.4), Tabela (4.6) e Figura (4.2).

**Tabela (4.4): Estatística descritiva dos resultados do Alongamento Máximo da Resistência Transversal.**

| Grupos | N | Média | Desvio Std. Desvio | Erro Std. | Mínimo | Máximo |
|---|---|---|---|---|---|---|
| A | 5 | 5.0800 | 0.19235 | 0.08602 | 4.85 | 5.35 |
| Ai | 5 | 6.5600 | 0.32481 | 0.14526 | 6.15 | 6.95 |
| B | 5 | 5.0400 | 0.20736 | 0.09274 | 4.85 | 5.35 |
| Bi | 5 | 6.1100 | 0.28810 | 0.12884 | 5.75 | 6.35 |
| C | 5 | 5.5200 | 0.26363 | 0.11790 | 5.15 | 5.85 |
| Ci | 5 | 7.3400 | 0.25593 | 0.11446 | 7.05 | 7.75 |

**Tabela (4.5): Tabela F - teste por ANOVA dos resultados do Alongamento Máximo da Resistência Transversal.**

| | Soma de quadrados | df | Quadrado médio | F | Valor de p |
|---|---|---|---|---|---|
| Entre grupos | 20.496 | 5 | 4.099 | 60.956 | 0.000* |
| Dentro dos grupos | 1.614 | 24 | 0.067 | | |
| Total | 22.110 | 29 | | | |

*Diferença significativa a $P \leq 0,05$. df: grau de liberdade

**Tabela (4.6): Duncan' s Faixa múltipla de alongamento máximo da resistência transversal _ resultados.**

| Grupo | N | Agrupamento de Duncan | | | | |
|---|---|---|---|---|---|---|
| | | A | B | C | D | E |
| B | 5 | 5.0400 | | | | |
| A | 5 | 5.0800 | | | | |
| C | 5 | | 5.5200 | | | |
| B1 | 5 | | | 6.1100 | | |
| A1 | 5 | | | | 6.5600 | |
| C1 | 5 | | | | | 7.3400 |

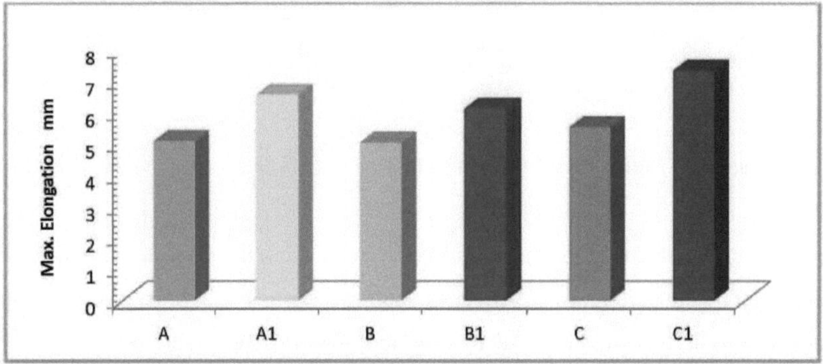


**Figura (4.2): Média, desvio padrão e teste múltiplo de Duncan do alongamento máximo do teste de resistência transversal dos grupos de estudo de acrílico.**

## 4.2: Ensaio de dureza por indentação :-

A análise estatística descritiva revelou uma diferença significativa no teste de dureza por indentação, e a média e o desvio padrão entre os grupos de controlo e os grupos modificados, como se mostra na Tabela (4.7). Não houve diferenças estatísticas nos grupos de controlo (A, B & C) que polimerizaram por banho de água e autoclave. Houve diferenças estatísticas entre o grupo modificado (BI) e os outros grupos (A, B, C, AI e CI).

O valor médio da dureza no grupo (BI) diminuiu para 69,3960, como se pode ver na Tabela (4.7) e na Tabela (4.9).

**Tabela (4.7): Estatísticas descritivas dos resultados da dureza de indentação.**

| | N | Média | Desvio Std. Desvio | Erro Std. | Mínimo | Máximo |
|---|---|---|---|---|---|---|
| A | 5 | 83.0960 | 2.23623 | 1.00007 | 80.66 | 85.33 |
| Ai | 5 | 79.7300 | 3.04959 | 1.36382 | 74.33 | 81.33 |
| B | 5 | 80.1960 | 1.81913 | .81354 | 78.33 | 82.66 |
| Bi | 5 | 69.3960 | 5.42552 | 2.42636 | 60.66 | 74.00 |
| C | 5 | 82.2620 | 4.09923 | 1.83323 | 78.33 | 88.33 |
| Ci | 5 | 80.3300 | 2.52774 | 1.13044 | 77.33 | 84.33 |

**Tabela (4.8): Teste F - por tabela ANOVA dos resultados de Dureza de Indentação.**

| | Soma de quadrados | df | Média Quadrado | F | Valor de p |
|---|---|---|---|---|---|
| Entre grupos | 616.084 | 5 | 123.217 | 10.525 | 0.000* |
| Dentro dos grupos | 280.957 | 24 | 11.707 | | |
| Total | 897.042 | 29 | | | |

*Diferença significativa a P ≤ 0,05. df: grau de liberdade

**Tabela (4.9) Resultados do teste de Duncan' s Multiple Range Test of Indentation Hardness.**

| Grupo | N | Agrupamento de Duncan | |
|---|---|---|---|
| | | A | B |
| BI | 5 | 69.3960 | |
| A1 | 5 | | 79.7300 |
| B | 5 | | 80.1960 |
| CI | 5 | | 80.3300 |
| C | 5 | | 82.2620 |
| A | 5 | | 83.0960 |

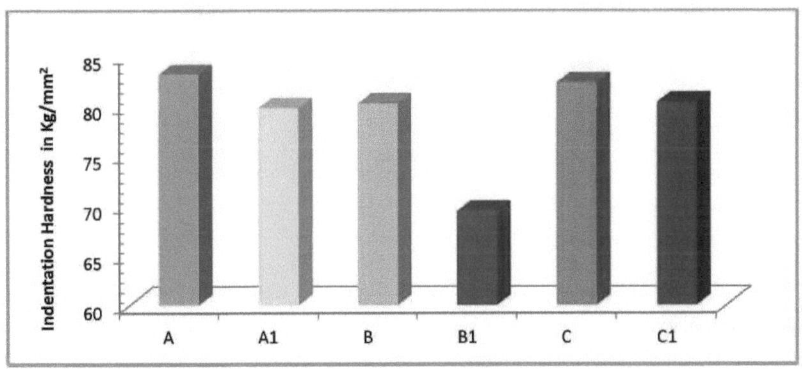


**Figura (4.3): Média, desvio padrão e teste múltiplo de Duncan do teste de dureza de indentação dos grupos de estudo de acrílico.**

## 4.3: Ensaio de rugosidade da superfície :-

A análise estatística descritiva revelou uma diferença não significativa entre os grupos de Vertex em ambos os tipos de controlo (A, B, & C) que curam em banho de água por dois ciclos e curam em autoclave, e também os grupos modificados de Vertex (AI, BI, & CI) que curam também em banho de água por dois ciclos e curam em autoclave, como se mostra na Tabela (4.10), Tabela (4.11), e Figura (4.4).

**Tabela (4.10): Estatísticas descritivas dos resultados da rugosidade da superfície.**

| Grupos | N | Média | Desvio Std. Desvio | Erro Std. | Mínimo | Máximo |
|---|---|---|---|---|---|---|
| A | 3 | 1.19267 | .404181 | 0.233354 | 0.929 | 1.658 |
| Ai | 3 | 0.98367 | 0.026502 | 0.015301 | 0.965 | 1.014 |

| | | | | | | |
|---|---|---|---|---|---|---|
| B | 3 | 1.25033 | 0.336898 | 0.194508 | 0.626 | 1.626 |
| Bi | 3 | 0.96600 | 0.076374 | 0.044095 | 0.878 | 1.015 |
| C | 3 | 0.98500 | 0.109494 | 0.063217 | 0.868 | 1.085 |
| Ci | 3 | 0.96833 | 0.090185 | 0.052068 | 0.875 | 1.055 |

**Tabela (4.11): Teste F pela tabela ANOVA dos resultados da rugosidade da superfície.**

| | **Soma de quadrados** | **df** | **Quadrado médio** | **F** | **Valor de p** |
|---|---|---|---|---|---|
| Entre grupos | 0.247 | 5 | 0.049 | 0.978 | 0.469 |
| Dentro dos grupos | 0.607 | 12 | 0.051 | | |
| Total | 0.854 | 17 | | | |

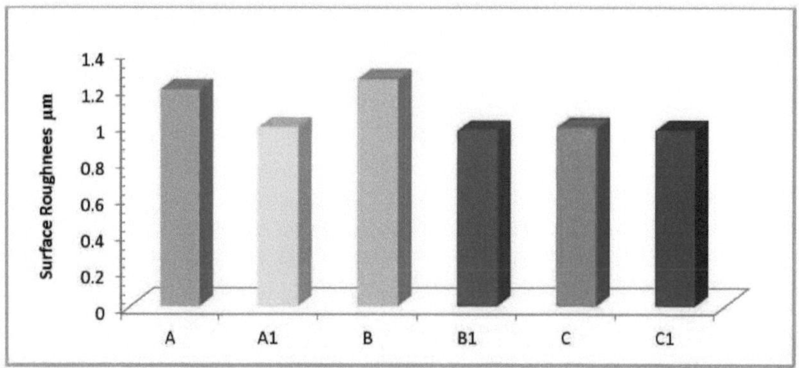


**Figure (4(4)Média, desvio padrão e intervalo múltiplo de Duncan do teste de rugosidade da superfície dos grupos de estudo de acrílico.**

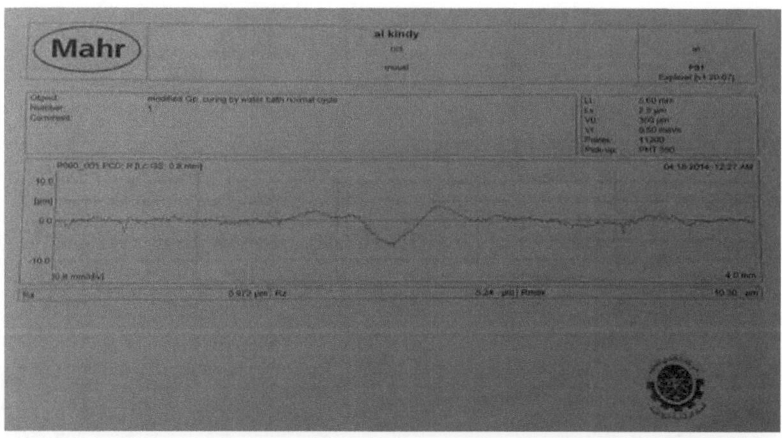


**Figure (4(5)Medição da rugosidade superficial (Ra) dos grupos modificados que foram preparados a partir de acrílico com tratamento em autoclave e cura em banho-maria.**

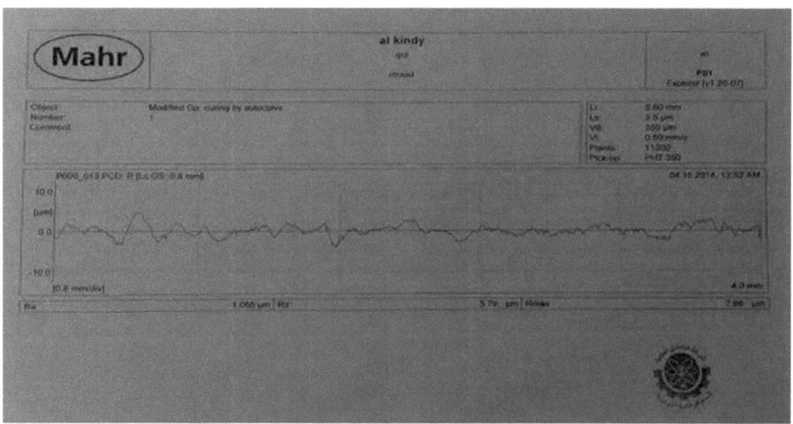


**Figure (4(6)Medição da rugosidade da superfície (Ra) dos grupos modificados que foram preparados a partir de acrílico com tratamento por autoclave.**

## 4.4: Ensaio de resistência à tração :-

As estatísticas descritivas revelaram uma diferença significativa no teste de resistência à tração entre as amostras acrílicas dos grupos de controlo (A, B & C) e as amostras acrílicas dos grupos modificados (A1, B1 & C1).

A análise ANOVA unidirecional revelou uma variância com um valor significativo de P ≤ 0,05, como se mostra na Tabela (4.13).

O valor mínimo da resistência à tração foi no grupo (A1), que é igual a 20,004 MPa, enquanto o valor máximo foi no grupo (A), que é igual a 44,986 MPa, como se mostra na Tabela (4.12), na Tabela (4.14) e na Figura (4.7).

**Tabela (4.12): Estatísticas descritivas dos resultados da resistência à tração.**

| Grupos | N | Média | Desvio Std. Desvio | Erro Std. | Mínimo | Máximo |
|---|---|---|---|---|---|---|
| A | 5 | 44.9860 | 2.42360 | 1.08387 | 41.77 | 48.06 |
| Ai | 5 | 20.0040 | 2.70349 | 1.20904 | 15.69 | 22.93 |
| B | 5 | 39.1980 | 4.42610 | 1.97941 | 34.99 | 44.11 |
| Bi | 5 | 22.0220 | 1.55590 | .69582 | 20.78 | 23.72 |
| C | 5 | 41.5360 | 5.23082 | 2.33929 | 35.99 | 49.22 |
| Ci | 5 | 21.1600 | 1.45356 | 0.65005 | 18.84 | 22.67 |

**Tabela (4.13): Teste F pela tabela ANOVA dos resultados da resistência à tração.**

| | Soma de quadrados | df | Quadrado médio | F | Valor de p |
|---|---|---|---|---|---|
| Entre grupos | 3353.787 | 5 | 670.757 | 62.234 | 0.000* |
| Dentro dos grupos | 258.673 | 24 | 10.778 | | |
| Total | 3612.460 | 29 | | | |

*Diferença significativa a P ≤ 0,05. df: grau de liberdade

**Tabela (4.14): Resultados de Duncan' s Multiple Range of Tensile Strength.**

| Grupos | N | Agrupamento de Duncan | | |
|---|---|---|---|---|
| | | A | B | C |
| A1 | 5 | 20.0040 | | |
| C1 | 5 | 21.1600 | | |
| B1 | 5 | 22.0220 | | |
| B | 5 | | 39.1980 | |
| C | 5 | | 41.5360 | 41.5360 |
| A | 5 | | | 44.9860 |

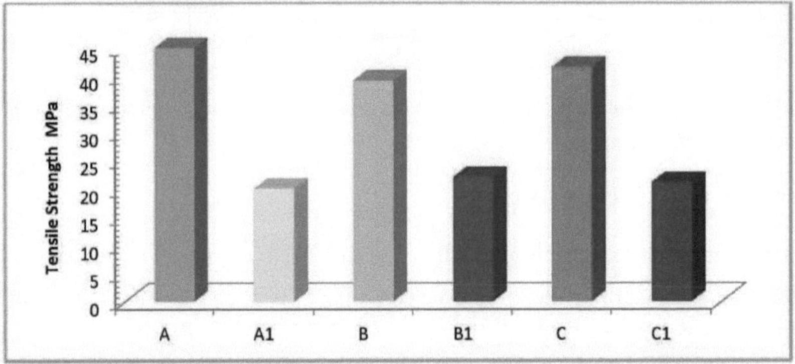


**Figura (4.7): Média, desvio padrão e resultados do intervalo múltiplo de Duncan do teste de resistência à tração dos grupos de estudo de acrílico.**

No alongamento máximo das amostras dos grupos de estudo no ensaio de resistência à tração, as estatísticas descritivas revelaram uma diferença significativa entre as amostras acrílicas dos grupos de controlo (A, B e C) e as amostras acrílicas dos grupos modificados (A1, B1 e C1).

A análise ANOVA unidirecional revelou uma variância com um valor significativo de P ≤ 0,05, como se mostra na Tabela (4.16).

O valor mínimo de alongamento máximo foi no grupo (C1), que é igual a 0,1000 mm, enquanto o valor máximo foi no grupo (C), que é igual a 0,1620 mm, como mostrado na Tabela (4.15), Tabela (4.17) e Figura (4.8).

**Tabela (4.15): Estatística descritiva dos resultados de alongamento máximo de resistência à tração.**

| **Grupos** | **N** | **Média** | **Desvio Std. Desvio** | **Erro Std.** | **Mínimo** | **Máximo** |
|---|---|---|---|---|---|---|
| A | 5 | 0.1560 | 0.01140 | 0.00510 | 0.14 | 0.17 |
| Ai | 5 | 0.1080 | 0.00447 | 0.00200 | 0.10 | 0.11 |
| B | 5 | 0.1480 | 0.01643 | 0.00735 | 0.12 | 0.16 |

| Bi | 5 | 0.1440 | 0.06656 | 0.02977 | 0.10 | 0.26 |
|---|---|---|---|---|---|---|
| C | 5 | 0.1620 | 0.00837 | 0.00374 | 0.15 | 0.17 |
| Ci | 5 | 0.1000 | 0.01414 | 0.00632 | 0.08 | 0.11 |

**Tabela (4.16): Teste F - por tabela ANOVA dos resultados de Alongamento Máximo de Resistência à Tração.**

| | Soma de quadrados | df | Quadrado médio | F | Valor de p |
|---|---|---|---|---|---|
| Entre grupos | 0.017 | 5 | 0.003 | 3.941 | 0.009* |
| Dentro dos grupos | 0.020 | 24 | 0.001 | | |
| Total | 0.037 | 29 | | | |

*Diferença significativa a $P \leq 0,05$. df: grau de liberdade

**Tabela (4.17): Resultados do teste de intervalo múltiplo de Duncan de alongamento máximo de resistência à tração.**

| Grupos | N | Agrupamento de Duncan | | |
|---|---|---|---|---|
| | | A | B | C |
| C1 | 5 | 0.1000 | | |
| A1 | 5 | 0.1080 | 0.1080 | |
| BI | 5 | | 0.1440 | 0.1440 |
| B | 5 | | 0.1480 | 0.1480 |
| A | 5 | | | 0.1560 |
| C | 5 | | | 0.1620 |

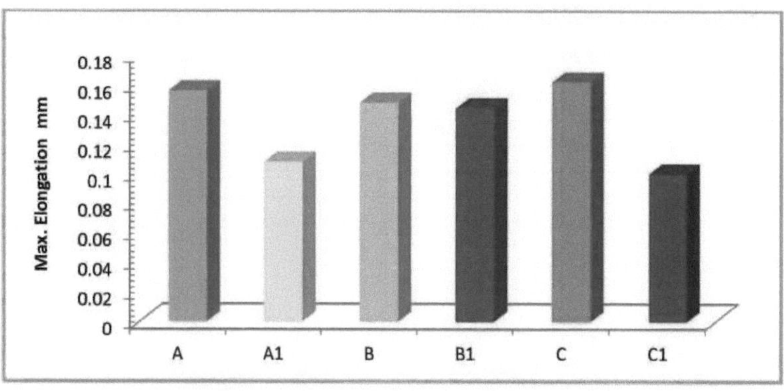


**Figure (4(8): Média, desvio padrão e resultados do intervalo múltiplo de Duncan dos resultados do alongamento máximo da resistência à tração dos grupos de estudo de acrílico.**

A partir da resistência à tração neste estudo, a estatística descritiva revelou uma diferença significativa no módulo de elasticidade entre os grupos de controlo e os grupos modificados de amostras acrílicas Vertex.

A análise ANOVA unidirecional revelou uma variância com um valor significativo de $P \leq$

0,05, como se mostra na Tabela (4.19).

O valor mínimo do módulo de elasticidade foi no grupo (Bi), que é igual a 156,20 MPa, enquanto o valor máximo foi no grupo (A), que é igual a 238,60 MPa, como mostrado na Tabela (4.18), Tabela (4.20) e Figura (4.9).

**Tabela (4.18): Estatísticas descritivas dos resultados do módulo de elasticidade.**

| Grupos | N | Média | Desvio Std. Desvio | Erro Std. | Mínimo | Máximo |
|---|---|---|---|---|---|---|
| A | 5 | 238.60 | 46.875 | 20.963 | 205 | 320 |
| Ai | 5 | 157.60 | 9.685 | 4.331 | 145 | 169 |
| B | 5 | 183.00 | 19.596 | 8.764 | 149 | 197 |
| Bi | 5 | 156.20 | 37.513 | 16.776 | 122 | 215 |
| C | 5 | 222.80 | 19.254 | 8.610 | 200 | 248 |
| Ci | 5 | 196.00 | 4.848 | 2.168 | 191 | 204 |

**Tabela (4.19): Teste F - por tabela ANOVA dos resultados do Módulo de Elasticidade.**

| | Soma de quadrados | df | Quadrado médio | F | Valor de p |
|---|---|---|---|---|---|
| Entre grupos | 28406.967 | 5 | 5681.393 | 7.615 | 0.000* |
| Dentro dos grupos | 17906.000 | 24 | 746.083 | | |
| Total | 46312.967 | 29 | | | |

*Diferença significativa a P ≤ 0,05. df: grau de liberdade

**Tabela (4.20): Resultados do intervalo múltiplo de Duncan dos resultados do módulo de elasticidade.**

| Grupo | N | Agrupamento de Duncan | | | |
|---|---|---|---|---|---|
| | | A | B | C | D |
| B1 | 5 | 156.20 | | | |
| A1 | 5 | 157.60 | | | |
| B | 5 | 183.00 | 183.00 | | |
| C1 | 5 | | 196.00 | 196.00 | |
| C | 5 | | | 222.80 | 222.80 |
| A | 5 | | | | 238.60 |

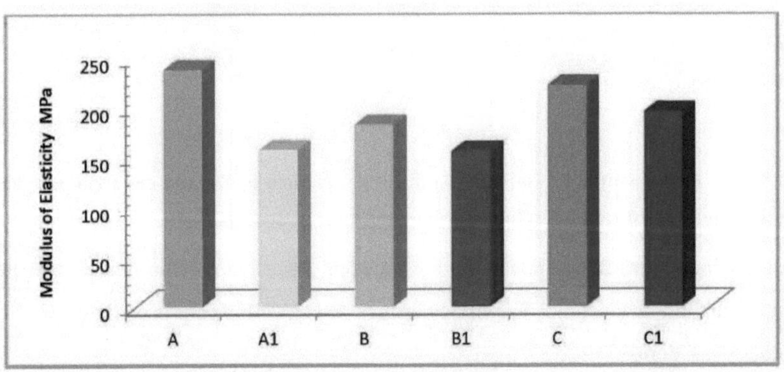


**Figure (4(9)Média, desvio padrão e intervalo múltiplo de Duncan dos resultados do módulo de**

elasticidade dos grupos de estudo de acrílico.

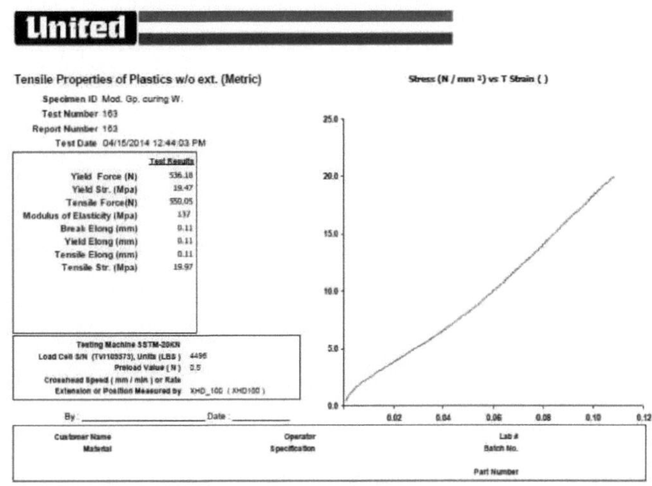


Figure (4(10) Resistência à tração, alongamento máximo e módulo de elasticidade dos grupos modificados que foram preparados a partir de acrílico com tratamento em autoclave e cura por banho de água.

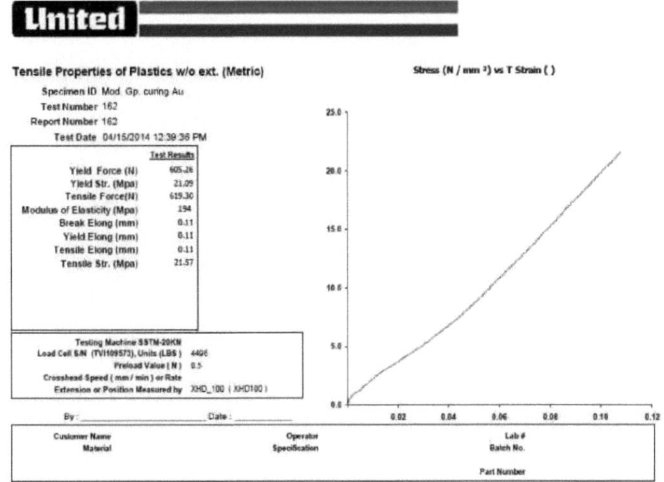


Figura (4.11): Resistência à tração, alongamento máximo e módulo de elasticidade dos grupos modificados que foram preparados a partir de acrílico com tratamento em autoclave e cura em autoclave.

## 4.5: Ensaios de sorção de água e solubilidade :-

A análise estatística descritiva revelou uma diferença significativa entre todos os grupos de Vertex em ambos os grupos de controlo (A, B e C) e os grupos modificados (A1, B1 e C1) no teste de sorção de água.

A análise ANOVA unidirecional revelou uma variância com um valor significativo de P ≤ 0,05, como se mostra na Tabela (4.22).

O valor mínimo de sorção de água foi no grupo (C1) que equivale a 3,6867 mg/cm$^3$ enquanto que o valor máximo foi no grupo (B) que equivale a 6,6444 mg/cm$^3$ como mostra a Tabela (4.21), Tabela (4.23) e Figura (4.12).

**Tabela (4.21): Estatísticas descritivas dos resultados de Sorção de Água.**

| Grupos | N | Média | Desvio Std. Desvio | Erro Std. | Mínimo | Máximo |
|---|---|---|---|---|---|---|
| A | 10 | 6.55377 | 1.293584 | 0.409067 | 4.167 | 8.333 |
| Ai | 10 | 6.00690 | 1.866831 | 0.590344 | 4.166 | 8.333 |
| B | 10 | 6.64440 | 1.622094 | 0.512951 | 3.788 | 8.333 |
| Bi | 10 | 5.12370 | 2.370498 | 0.749617 | 1.894 | 9.470 |
| C | 10 | 5.08570 | 1.805245 | 0.570869 | 2.083 | 8.333 |
| Ci | 10 | 3.68670 | 1.049099 | 0.331754 | 2.071 | 5.681 |

**Tabela (4.22): Teste F - pela tabela ANOVA dos resultados de Sorção de Água.**

| | Soma de quadrados | df | Quadrado médio | F | Valor de p |
|---|---|---|---|---|---|
| Entre grupos | 62.766 | 5 | 12.553 | 4.239 | 0.003* |
| Dentro dos grupos | 159.916 | 54 | 2.961 | | |
| Total | 222.682 | 59 | | | |

*Diferença significativa a P ≤ 0,05. df: grau de liberdade

**Tabela (4.23): Duncan' s Faixa múltipla de resultados de sorção de água**

| Grupos | N | Agrupamento de Duncan | |
|---|---|---|---|
| | | A | B |
| C1 | 10 | 3.68670 | |
| C | 10 | 5.08570 | 5.08570 |
| B1 | 10 | 5.12370 | 5.12370 |
| A1 | 10 | | 6.00690 |
| A | 10 | | 6.55377 |
| B | 10 | | 6.64440 |

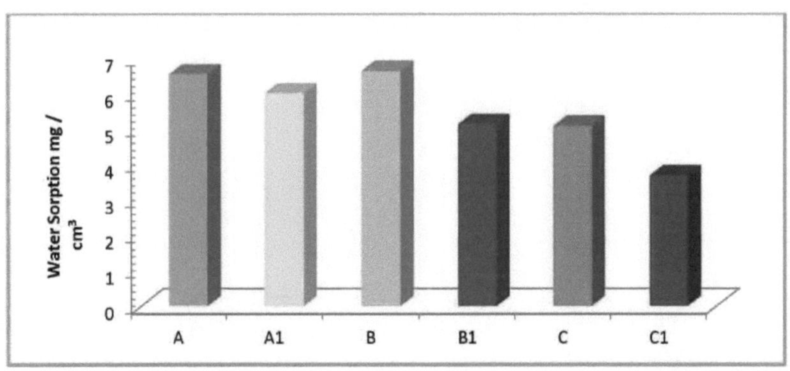


**Figura (4.12): Média, desvio padrão e intervalo múltiplo de Duncan do resultado da sorção de água em grupos de amostras de acrílico.**

A análise estatística descritiva revelou uma diferença não significativa entre todos os grupos de vértice em ambos os tipos de controlo (A, B, & C), também os grupos modificados de vértice (A1, B1, & C1) no teste de solubilidade em água.

O valor mínimo de solubilidade em água foi no grupo (C1) que é igual a 4,4660 mg / cm$^3$ enquanto o valor máximo foi no grupo (C) que é igual a 5,7214 mg/cm$^3$ como mostrado na Tabela (4.24), Tabela (4.25) e Figura (4.13).

**Tabela (4.24): Estatísticas descritivas dos resultados de solubilidade em água.**

| **Grupos** | **N** | **Média** | **Desvio Std. Desvio** | **Erro Std.** | **Mínimo** | **Máximo** |
|---|---|---|---|---|---|---|
| A | 10 | 5.49290 | 1.882373 | 0.595259 | 2.270 | 7.905 |
| A1 | 10 | 5.71210 | 2.685710 | 0.849296 | 2.165 | 9.901 |
| B | 10 | 5.45650 | 1.202428 | 0.380241 | 3.925 | 7.869 |
| B1 | 10 | 5.25990 | 1.559847 | 0.493267 | 3.788 | 7.692 |
| C | 10 | 5.72140 | 1.476830 | 0.467015 | 3.483 | 7.575 |
| C1 | 10 | 4.46600 | 2.155495 | 0.681627 | 1.894 | 9.058 |

**Tabela (4.25): F - tset por tabela ANOVA dos resultados de Solubilidade em Água.**

| | **Soma de quadrados** | **df** | **Quadrado médio** | **F** | **Valor de p** |
|---|---|---|---|---|---|
| Entre grupos | 10.904 | 5 | 2.181 | 0.610 | 0.693 |
| Dentro dos grupos | 193.163 | 54 | 3.577 | | |
| Total | 204.066 | 59 | | | |

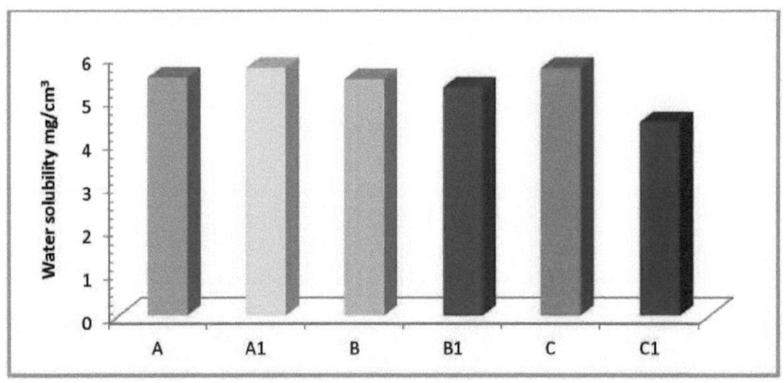


**Figura (4.13): Média, desvio padrão e intervalo múltiplo de Duncan dos resultados de solubilidade em água dos grupos de amostras de acrílico.**

## 4.6: Teste de porosidade :-

A análise estatística descritiva revelou uma diferença não significativa entre todos os grupos de Vertex em ambos os tipos de controlo (A, B, & C), bem como entre os grupos modificados de Vertex (A1, B1, & C1) no teste de porosidade.

O valor mínimo de porosidade foi no grupo (C1), que é igual a 0,69715 %, enquanto o valor máximo foi no grupo (A), que é igual a 1,02079 %, conforme mostrado nas Tabelas (4.26), Tabela (4.27) e Figura (4.14).

**Tabela (4.26): Estatísticas descritivas dos resultados de Porosidade.**

| **Grupos** | **N** | **Média** | **Desvio Std. Desvio** | **Erro Std.** | **Mínimo** | **Máximo** |
|---|---|---|---|---|---|---|
| A | 10 | 1.020790 | 0.4422391 | 0.1398483 | 0.3158 | 1.6670 |
| Ai | 10 | 0.839650 | 0.2051769 | 0.0648826 | 0.4667 | 1.1818 |
| B | 10 | 0.990570 | 0.3158792 | 0.0998898 | 0.5333 | 1.5466 |
| Bi | 10 | 0.897870 | 0.2451328 | 0.0775178 | 0.5385 | 1.3333 |
| C | 10 | 0.876950 | 0.4013481 | 0.1269174 | 0.4282 | 1.6250 |
| Ci | 10 | 0.697150 | 0.2510358 | 0.0793845 | 0.4111 | 1.2677 |

**Tabela (4.27): Teste F pela tabela ANOVA dos resultados de Porosidade.**

| | **Soma de quadrados** | **df** | **Quadrado médio** | **F** | **Valor de p** |
|---|---|---|---|---|---|
| Entre grupos | 0.671 | 5 | 0.134 | 1.296 | 0.279 |
| Dentro dos grupos | 5.595 | 54 | 0.104 | | |
| Total | 6.266 | 59 | | | |

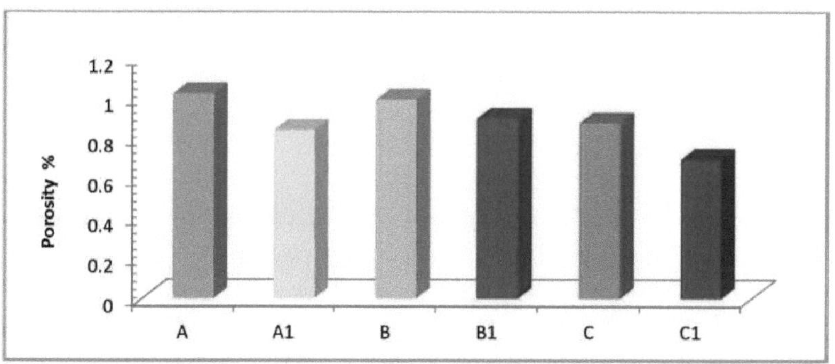


**Figura (4.14): Média, desvio padrão e intervalo múltiplo de Duncan dos resultados de porosidade dos grupos de estudo de acrílico.**

## 4.7: Teste de densidade :-

No teste de densidade para o tipo de acrílico Vertex, o Teste T revelou uma diferença significativa entre o pó dos grupos de estudo de controlo (A, B, & C) e os grupos modificados (A1, B1, & C1), como se mostra na Tabela (4.28) e na Figura (4.15).

**Tabela (4.28): Resultados do T - Teste de Densidade.**

| Grupo P | N | Média | Desvio Std. Desvio | Erro Std. Média | t | df | Valor de p |
|---|---|---|---|---|---|---|---|
| A | 3 | 0.646933 | 0.0008386 | 0.0004842 | 10.263 | 4 | 0.001* |
| Ai | 3 | 0.601933 | 0.0075481 | 0.0043579 | | | |

*Diferença significativa a $P \leq 0,05$. df: grau de liberdade

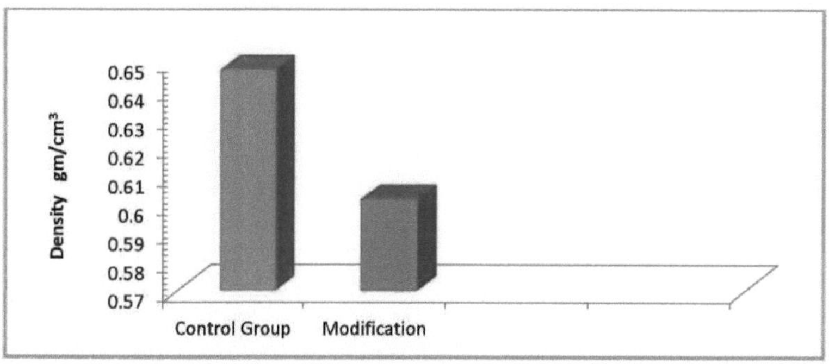


**Figura (4.15): Resultados do teste T dos grupos de estudo em acrílico.**

## 4.8: Teste de propriedade de cor :-

No teste das propriedades cromáticas, a análise estatística descritiva da luminosidade (L)

revelou uma diferença significativa entre todos os grupos de Vertex em ambos os tipos de controlo (A, B & C), bem como entre os grupos modificados de Vertex (A1, B1 & C1).

A análise ANOVA unidirecional revelou uma variância com um valor significativo de P ≤ 0,05, como se mostra na Tabela (4.30).

O valor mínimo de (L) foi no grupo (C), que é igual a 67,060, enquanto o valor máximo foi no grupo (A1), que é igual a 75,560, conforme mostrado nas Tabelas (4.29), Tabela (4.31) e Figura (4.16).

**Tabela (4.29): Estatísticas descritivas dos resultados de leveza (L).**

| Grupos | N | Média | Desvio Std. Desvio | Erro Std. | Mínimo | Máximo |
|---|---|---|---|---|---|---|
| A | 5 | 71.860 | 1.4223 | 0.6361 | 69.8 | 73.8 |
| Ai | 5 | 75.560 | 2.8815 | 1.2886 | 71.1 | 77.8 |
| B | 5 | 70.180 | 1.7950 | 0.8027 | 67.8 | 71.8 |
| Bi | 5 | 71.100 | 1.9144 | 0.8562 | 67.9 | 73.0 |
| C | 5 | 67.060 | 2.8298 | 1.2655 | 64.6 | 71.6 |
| Ci | 5 | 69.960 | 4.9212 | 2.2008 | 61.9 | 75.1 |

**Tabela (4.30): Teste F pela tabela ANOVA dos resultados de luminosidade (L).**

| | Soma de quadrados | df | Quadrado médio | F | Valor de p |
|---|---|---|---|---|---|
| Entre grupos | 194.039 | 5 | 38.808 | 4.710 | 0.004* |
| Dentro dos grupos | 197.756 | 24 | 8.240 | | |
| Total | 391.795 | 29 | | | |

*Diferença significativa a P ≤ 0,05. df: grau de liberdade

**Tabela (4.31): Resultados do teste de Duncan para a luminosidade (L).**

| Grupos | N | Agrupamento de Duncan | | |
|---|---|---|---|---|
| | | A | B | C |
| C | 5 | 67.060 | | |
| C1 | 5 | 69.960 | 69.960 | |
| B | 5 | 70.180 | 70.180 | |
| B1 | 5 | 71.100 | 71.100 | |
| A | 5 | | 71.860 | 71.860 |
| A1 | 5 | | | 75.560 |

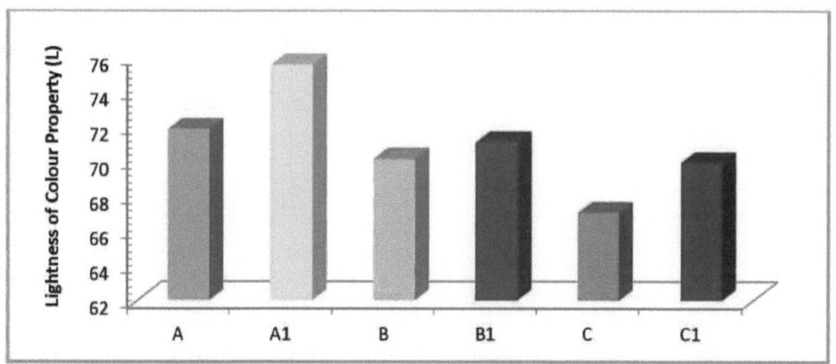


**Figura (4.16): Média, desvio padrão e intervalo múltiplo de Duncan da luminosidade (L) dos grupos de estudo de acrílico.**

A estatística descritiva da tonalidade (H) do teste de propriedade da cor revelou uma diferença significativa entre todos os grupos de Vertex em ambos os tipos de controlo (A, B e C), bem como entre os grupos modificados de Vertex (A1, B1 e C1).

A análise ANOVA unidirecional revelou uma variância com um valor significativo de $P \leq 0{,}05$, como se mostra na Tabela (4.33).

O valor mínimo de matiz (H) foi no grupo (C), que é igual a 36,540, enquanto o valor máximo foi no grupo (C1), que é igual a 46,480, como mostram a Tabela (4.32), a Tabela (4.34) e a Figura (4.17).

**Tabela (4.32): Estatísticas descritivas dos resultados de Hue (H).**

| Grupos | N | Média | Desvio Std. Desvio | Erro Std. | Mínimo | Máximo |
|---|---|---|---|---|---|---|
| A | 5 | 38.960 | 2.8867 | 1.2910 | 36.2 | 42.9 |
| Ai | 5 | 45.160 | 1.1014 | 0.4925 | 43.5 | 46.2 |
| B | 5 | 37.580 | 3.5046 | 1.5673 | 34.7 | 43.6 |
| Bi | 5 | 40.540 | 3.8798 | 1.7351 | 36.2 | 44.3 |
| C | 5 | 36.540 | 0.6107 | 0.2731 | 35.5 | 37.0 |
| Ci | 5 | 46.480 | 0.3114 | 0.1393 | 46.0 | 46.8 |

**Tabela (4.33): Teste F por ANOVA dos resultados de Hue (H).**

| | Soma de quadrados | df | Média Quadrado | F | Valor de p |
|---|---|---|---|---|---|
| Entre grupos | 416.030 | 5 | 83.206 | 13.366 | 0.000* |
| Dentro dos grupos | 149.404 | 24 | 6.225 | | |
| Total | 565.434 | 29 | | | |

*Diferença significativa a $P \leq 0{,}05$. df: grau de liberdade

**Tabela (4.34): Resultados do teste múltiplo de Duncan para a gama de matizes (H).**

| Grupos | N | Agrupamento de Duncan | | |
|---|---|---|---|---|
| | | A | B | C |
| C | 5 | 36.540 | | |
| B | 5 | 37.580 | 37.580 | |
| A | 5 | 38.960 | 38.960 | |
| Bi | 5 | | 40.540 | |
| Ai | 5 | | | 45.160 |
| Ci | 5 | | | 46.480 |

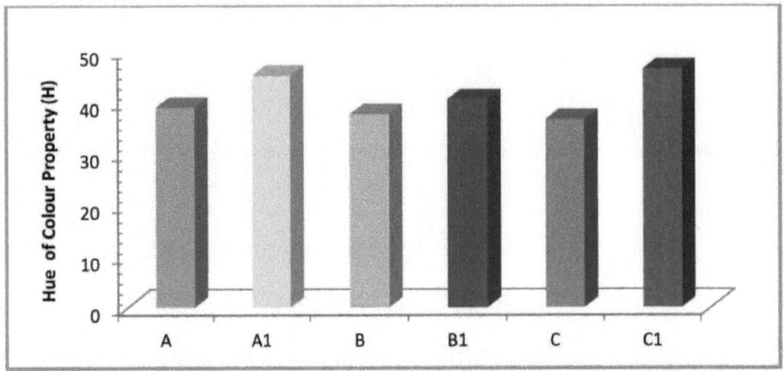


**Figure (4(17) Média, desvio padrão e intervalo múltiplo de Duncan de Hue (H) dos grupos de estudo de acrílico.**

A estatística descritiva do croma (C) do teste de propriedade da cor revelou uma diferença significativa entre todos os grupos de Vertex em ambos os tipos de controlo (A, B, & C), bem como entre os grupos modificados de Vertex (A1, B1, & C1).

A análise ANOVA unidirecional revelou uma variância com um valor significativo de P ≤ 0,05, como se mostra na Tabela (4.36).

O valor mínimo de croma (C) foi no grupo (B), que é igual a 24,360, enquanto o valor máximo foi no grupo (A1), que é igual a 30,460, como mostram a Tabela (4.35), a Tabela (4.37) e a Figura (4.18).

**Tabela (4.35): Estatísticas descritivas dos resultados de Chroma (C).**

| Grupos | N | Média | Desvio Std. Desvio | Erro Std. | Mínimo | Máximo |
|---|---|---|---|---|---|---|
| A | 5 | 29.260 | 1.6622 | 0.7434 | 28.3 | 32.2 |
| Ai | 5 | 30.460 | 2.0586 | 0.9207 | 28.3 | 33.0 |
| B | 5 | 24.360 | 0.8204 | 0.3669 | 23.2 | 25.1 |
| Bi | 5 | 27.580 | 3.7279 | 1.6672 | 22.5 | 32.6 |
| C | 5 | 27.880 | 1.9123 | 0.8552 | 24.6 | 29.2 |
| Ci | 5 | 26.420 | 0.6943 | 0.3105 | 25.4 | 27.2 |

**Tabela (4.36): Teste F - por ANOVA dos resultados de Chroma (C).**

| | Soma de quadrados | df | Quadrado médio | F | Valor de p |
|---|---|---|---|---|---|
| Entre grupos | 114.412 | 5 | 22.882 | 5.340 | 0.002* |
| Dentro dos grupos | 102.840 | 24 | 4.285 | | |
| Total | 217.252 | 29 | | | |

*Diferença significativa a $P \leq 0,05$. df: grau de liberdade

**Tabela (4.37): Resultados do intervalo múltiplo de croma (C) de Duncan.**

| Grupos | N | Agrupamento de Duncan | | |
|---|---|---|---|---|
| | | A | B | |
| B | 5 | 24.360 | | |
| C1 | 5 | 26.420 | 26.420 | |
| B1 | 5 | | 27.580 | 27.580 |
| C | 5 | | 27.880 | 27.880 |
| A | 5 | | 29.260 | 29.260 |
| A1 | 5 | | | 30.460 |

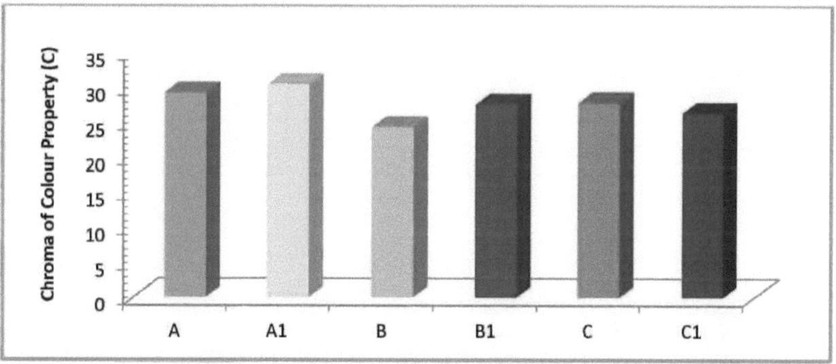


**Figure (4(18) Média, desvio padrão e intervalo múltiplo de Duncan do croma (C) dos grupos de estudo de acrílico.**

A estatística descritiva do grau de vermelhidão e de esverdeamento (a) do teste de propriedade da cor revelou uma diferença significativa entre todos os grupos de Vertex em ambos os tipos de controlo (A, B e C), bem como entre os grupos modificados de Vertex (A1, B1 e C1).

A análise ANOVA unidirecional revelou uma variação significativa com $P \leq 0,05$, como se mostra na Tabela (4.39).

O valor mínimo de (a) foi no grupo (C1), que é igual a 18,020, enquanto o valor máximo foi no grupo (C), que é igual a 22,540, como mostram a Tabela (4.38), a Tabela (4.40) e a Figura (4.19).

**Tabela (4.38): Estatísticas descritivas dos resultados do grau de vermelhidão e esverdeamento (a).**

| Grupos | N | Média | Desvio Std. | Erro Std. | Mínimo | Máximo |
|---|---|---|---|---|---|---|

| | | | Desvio | | | |
|---|---|---|---|---|---|---|
| A | 5 | 21.820 | 1.3882 | 0.6208 | 20.1 | 23.1 |
| Ai | 5 | 21.440 | 1.2720 | 0.5689 | 19.9 | 23.1 |
| B | 5 | 19.540 | 1.0015 | 0.4479 | 18.4 | 20.4 |
| Bi | 5 | 19.480 | 1.4721 | 0.6583 | 17.8 | 20.9 |
| C | 5 | 22.540 | 1.7855 | 0.7985 | 19.6 | 24.1 |
| Ci | 5 | 18.020 | 0.7155 | 0.3200 | 16.8 | 18.6 |

**Tabela (4.39): Teste F - por ANOVA dos resultados de vermelhidão e verde (a).**

| | Soma de quadrados | df | Quadrado médio | F | Valor de p |
|---|---|---|---|---|---|
| Entre grupos | 74.479 | 5 | 14.896 | 8.581 | 0.000* |
| Dentro dos grupos | 41.660 | 24 | 1.736 | | |
| Total | 116.139 | 29 | | | |

*Diferença significativa a P ≤ 0,05. df: grau de liberdade

**Tabela (4.40): Resultados do intervalo múltiplo de Duncan para vermelhidão e esverdeamento (a).**

| Grupos | N | Agrupamento de Duncan | |
|---|---|---|---|
| | | A | B |
| C1 | 5 | 18.020 | |
| BI | 5 | 19.480 | |
| B | 5 | 19.540 | |
| A1 | 5 | | 21.440 |
| A | 5 | | 21.820 |
| C | 5 | | 22.540 |

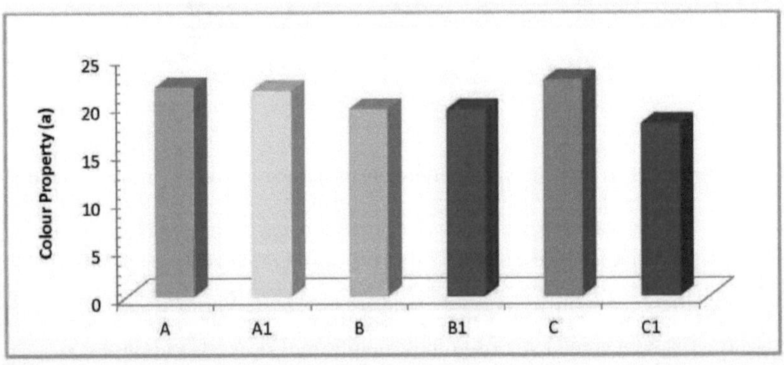


**Figure (4(19) Média, desvio padrão e intervalo múltiplo de Duncan da vermelhidão e do verde (a) dos grupos de estudo de acrílico.**

A estatística descritiva do amarelo e do azul (b) do teste de propriedade da cor revelou uma diferença significativa entre todos os grupos de Vertex em ambos os tipos de controlo (A, B e C), bem como nos grupos modificados de Vertex (A1, B1 e C1).

A análise ANOVA unidirecional revelou uma variação com um valor significativo de P≤ 0,05, como se mostra na Tabela (4.42).

O valor mínimo de (b) foi no grupo (B), que é igual a 14,240, enquanto o valor máximo foi no grupo (A1), que é igual a 21,620, como mostram a Tabela (4.41), a Tabela (4.43) e a Figura (4.20).

**Tabela (4.41): Estatísticas descritivas dos resultados da degeção de amarelecimento e azulamento (b).**

| Grupos | N | Média | Desvio Std. Desvio | Erro Std. | Mínimo | Máximo |
|---|---|---|---|---|---|---|
| A | 5 | 18.560 | 1.2260 | 0.5483 | 17.3 | 19.8 |
| Ai | 5 | 21.620 | 1.7712 | 0.7921 | 19.5 | 23.7 |
| B | 5 | 14.240 | 0.5273 | 0.2358 | 13.5 | 14.8 |
| Bi | 5 | 16.820 | 2.8908 | 1.2928 | 13.5 | 20.2 |
| C | 5 | 16.620 | 1.0402 | 0.4652 | 14.8 | 17.4 |
| Ci | 5 | 19.200 | 0.5148 | 0.2302 | 18.5 | 19.8 |

**Tabela (4.42): Estatísticas descritivas dos resultados de amarelecimento e azulamento (b).**

| | Soma de quadrados | df | Quadrado médio | F | Valor de p |
|---|---|---|---|---|---|
| Entre grupos | 160.726 | 5 | 32.145 | 13.190 | 0.000* |
| Dentro dos grupos | 58.488 | 24 | 2.437 | | |
| Total | 219.214 | 29 | | | |

*Diferença significativa a P ≤ 0,05. df: grau de liberdade

**Tabela (4.43): Resultados do intervalo múltiplo de Duncan para o amarelecimento e o azulamento (b).**

| Grupos | N | Agrupamento de Duncan | | | |
|---|---|---|---|---|---|
| | | A | B | C | D |
| B | 5 | 14.240 | | | |
| C | 5 | | 16.620 | | |
| B1 | 5 | | 16.820 | | |
| A | 5 | | 18.560 | 18.560 | |
| C1 | 5 | | | 19.200 | |
| A1 | 5 | | | | 21.620 |

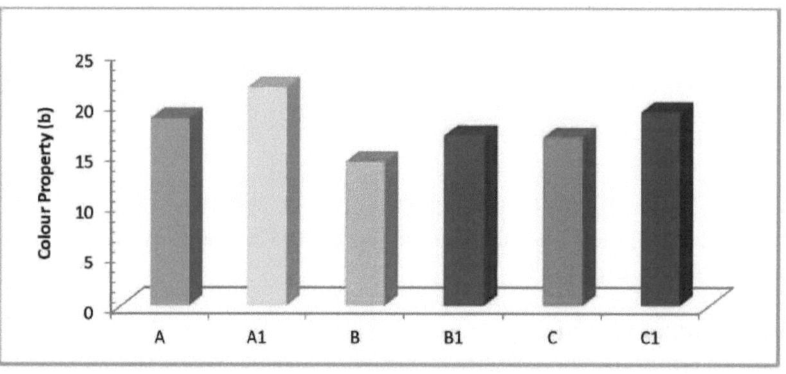


**Figure (4(20) Média, desvio padrão e intervalo múltiplo de Duncan do grau de amarelecimento e azulamento (b) dos grupos de estudo de acrílico.**

A análise estatística descritiva revelou uma diferença não significativa entre todos os grupos de Vertex em ambos os tipos de controlo (A, B, & C), bem como entre os grupos modificados de Vertex (A1, B1, & C1) no teste (ΔE) da propriedade da cor.

O valor mínimo de (ΔE) foi no grupo (A), que é igual a 2,4280, enquanto o valor máximo foi no grupo (B1), que é igual a 3,6940, conforme mostrado na Tabela (4.44), Tabela (4.45) e Figura (4.21).

**Tabela (4.44): Estatística descritiva dos resultados da diferença de cor (ΔE).**

| Grupos | N | Média | Desvio Std. Desvio | Erro Std. | Mínimo | Máximo |
|---|---|---|---|---|---|---|
| A | 5 | 2.4280 | 0.70215 | 0.31401 | 1.25 | 2.95 |
| Ai | 5 | 2.8480 | 0.79172 | 0.35407 | 2.05 | 4.01 |
| B | 5 | 2.7920 | 0.19409 | 0.08680 | 2.50 | 2.97 |
| Bi | 5 | 3.6940 | 1.51114 | 0.67580 | 1.77 | 5.12 |
| C | 5 | 2.6880 | 0.18913 | 0.08458 | 2.52 | 2.98 |
| Ci | 5 | 2.8760 | 1.39774 | 0.62509 | 1.35 | 4.73 |

**Tabela (4.45): Teste F - por ANOVA dos resultados da diferença de cor (ΔE).**

| | Soma de quadrados | df | Quadrado médio | F | Valor de p |
|---|---|---|---|---|---|
| Entre grupos | 4.561 | 5 | 0.912 | 1.008 | 0.435 |
| Dentro dos grupos | 21.722 | 24 | 0.905 | | |
| Total | 26.283 | 29 | | | |

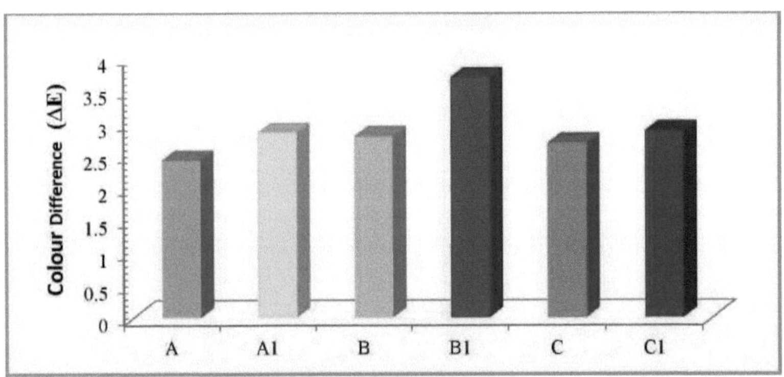


**Figura (4.21): Média, desvio padrão e resultados do intervalo múltiplo de Duncan da diferença de cor (ΔE) dos grupos de estudo de acrílico.**

## 4.9: Teste de ponto de fusão :-

As estatísticas descritivas do teste do ponto de fusão revelaram uma diferença significativa entre todos os grupos de Vertex em ambos os tipos de controlo (A, B e C), bem como nos grupos modificados de Vertex (A1, B1 e C1).

A análise ANOVA unidirecional revelou uma variação significativa com P ≤ 0,05, como se mostra na Tabela (4.47).

O valor mínimo do ponto de fusão foi no grupo (B), que é igual a 292,20°C, enquanto o valor máximo foi no grupo (AI), que é igual a 301,80°C, conforme mostrado nas Tabelas (4.46), Tabela (4.48) e Figura (4.22).

**Tabela (4.46): Estatísticas descritivas dos resultados do ponto de fusão.**

| Grupos | N | Média | Desvio Std. Desvio | Erro Std. | Mínimo | Máximo |
|---|---|---|---|---|---|---|
| A | 5 | 297.60 | 1.949 | 0.872 | 295 | 300 |
| Ai | 5 | 301.80 | 5.450 | 2.437 | 297 | 310 |
| B | 5 | 292.60 | 4.669 | 2.088 | 287 | 296 |
| Bi | 5 | 299.80 | 5.495 | 2.458 | 296 | 308 |
| C | 5 | 299.00 | 2.345 | 1.049 | 297 | 302 |
| Ci | 5 | 300.80 | 5.450 | 2.437 | 296 | 308 |

**Tabela (4.47): Teste F - por ANOVA dos resultados do ponto de fusão.**

| | Soma de quadrados | df | Quadrado médio | F | Valor de p |
|---|---|---|---|---|---|
| Entre grupos | 268.400 | 5 | 53.680 | 2.668 | 0.047* |
| Dentro dos grupos | 482.800 | 24 | 20.117 | | |
| Total | 751.200 | 29 | | | |

*Diferença significativa a P ≤ 0,05. df: grau de liberdade

**Tabela (4.48): Resultados do intervalo múltiplo de Duncan do ponto de fusão.**

| Grupos | N | Agrupamento de Duncan | |
|---|---|---|---|
| | | A | B |
| B | 5 | 292.60 | |
| A | 5 | 297.60 | 297.60 |
| C | 5 | | 299.00 |
| Bi | 5 | | 299.80 |
| Ci | 5 | | 300.80 |
| Ai | 5 | | 301.80 |

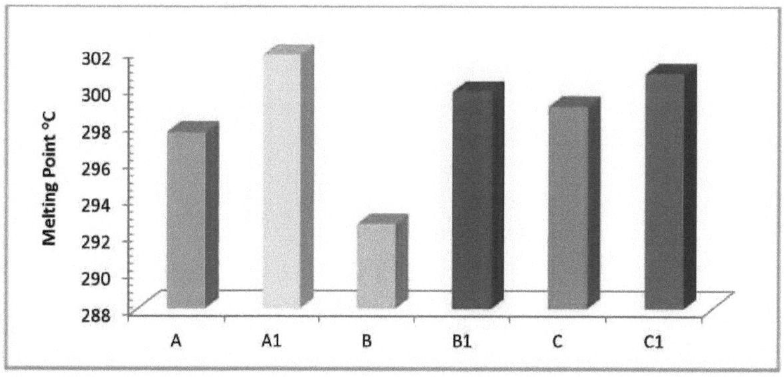

**Figura (4.22): Média, desvio padrão e intervalo múltiplo de Duncan dos resultados do ponto de fusão dos grupos de estudo de acrílico.**

## 4.10: Ensaio de retração por polimerização :-

A análise estatística descritiva revelou uma diferença não significativa entre todos os grupos de Vertex em ambos os tipos de controlo (A, B & C), bem como entre os grupos modificados de Vertex (A1, B1 & C1) no teste de retração de polimerização.

O valor mínimo foi no grupo (A1), que equivale a 5,17866 %, enquanto o valor máximo foi no grupo (C), que equivale a 8,533660 %, como mostram as Tabelas (4.49), a Tabela (4.50) e a Figura (4.23).

**Tabela (4.49): Estatísticas descritivas dos resultados da retração de polimerização.**

| Grupos | N | Média | Desvio Std. Desvio | Erro Std. | Mínimo | Máximo |
|---|---|---|---|---|---|---|
| A | 5 | 6.251480 | 4.3760532 | 1.9570305 | 1.4697 | 11.2290 |
| Ai | 5 | 5.178660 | 0.6983465 | 0.3123100 | 4.2371 | 5.8948 |
| B | 5 | 7.213020 | 2.7929391 | 1.2490403 | 5.1175 | 11.5765 |
| Bi | 5 | 7.064500 | 1.1863378 | 0.5305464 | 5.2911 | 8.6134 |
| C | 5 | 8.533660 | 1.4583795 | 0.6522071 | 6.2055 | 10.0616 |
| Ci | 5 | 8.226300 | 1.3651397 | 0.6105090 | 5.9349 | 9.2656 |

**Tabela ( 4.50): Teste F - por ANOVA dos resultados da retração de polimerização.**

| | Soma de quadrados | df | Quadrado médio | F | Valor de p |
|---|---|---|---|---|---|
| Entre grupos | 38.733 | 5 | 7.747 | 1.416 | 0.254 |
| Dentro dos grupos | 131.344 | 24 | 5.473 | | |
| Total | 170.077 | 29 | | | |

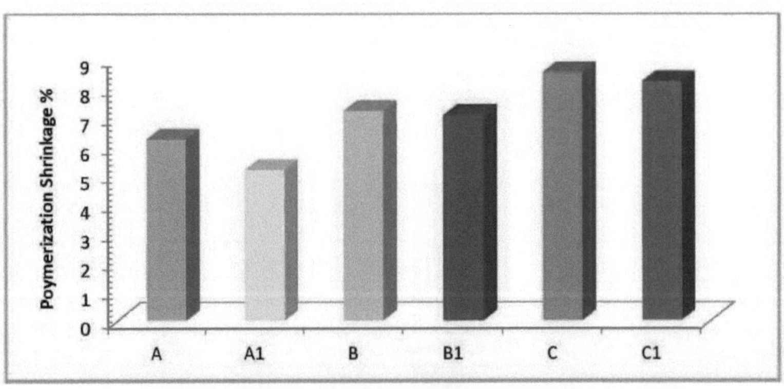


**Figura (4.23): Média, desvio padrão e intervalo múltiplo de Duncan dos resultados do encolhimento por polimerização dos grupos de estudo de acrílico.**

## 4.11: Ensaio de espetroscopia de infravermelhos com transformada de Fourier (FTIR) :-

Análise espectroscópica por infravermelhos com transformada de Fourier dos grupos de controlo (A, B, & C) e dos grupos modificados (A1, B1 & C1).

No (FTIR) apareceram dois picos de absorção importantes da ligação (C = C), esta absorção do grupo metacrilato que aparece por volta de 1640 $cm^{-1}$ e o outro pico de absorção do (C = O) do grupo éster que aparece por volta de 1720 cm .$^{-1}$

A partir da espetroscopia de infravermelhos por transformada de Fourier (FTIR), os resultados não mostraram alterações na estrutura dos grupos de controlo acrílico e dos grupos modificados. O gráfico de infravermelhos dos grupos de controlo com cura por banho de água em dois ciclos apresentou uma forte concentração (C = C) de material não reagido a 1933 $cm^{-1}$ e uma concentração (C = O) a 1978 cm .$^{-1}$

O gráfico de IR dos grupos de controlo com cura por autoclave também tinha uma forte concentração (C = O) de material não reagido a 1558 $cm^{-1}$ e (C = C) a 1434 $cm^{-1}$ , como se mostra na Figura (4.24).

O gráfico de IR dos grupos modificados que trataram o pó acrílico por autoclave e curaram por banho de água em dois ciclos, e o pó tratado por autoclave e curando com autoclave não mostrou alterações na estrutura, como se mostra na Figura (4.25).

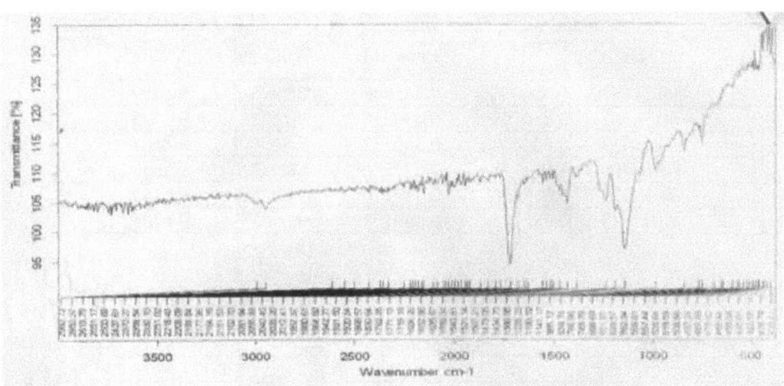


**Figura (4.24): Gráfico do espetrómetro de infravermelhos dos grupos de controlo que foram preparados a partir de acrílico sem tratamento em autoclave e com cura em autoclave.**

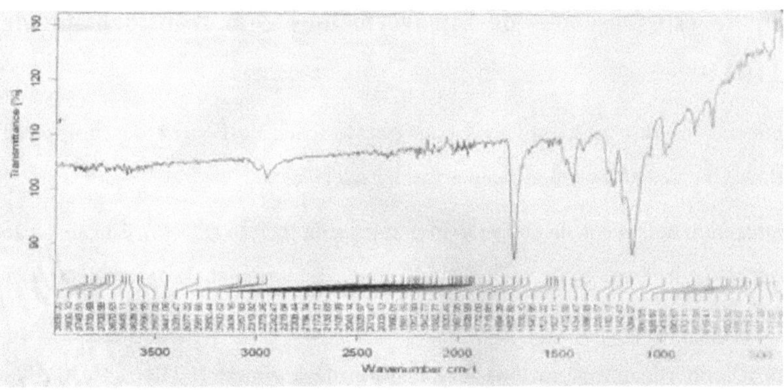


**Figura (4.25): Gráfico do espetrómetro de infravermelho dos grupos modificados preparados a partir do acrílico com tratamento em autoclave e cura por autoclave.**

## 4.12: Grau de Teste de Conversão :-

A análise estatística descritiva revelou uma diferença não significativa entre todos os grupos de Vertex em ambos os grupos de controlo (A, B e C), bem como entre os grupos modificados de Vertex (A1, B1 e C1) no grau do teste de conversão.

O valor mínimo foi no grupo (B), que equivale a 88,655 %, enquanto o valor máximo foi no grupo (C1), que equivale a 93,118 %, como mostram a Tabela (4.51), a Tabela (4.52) e a Figura (4.26).

**Tabela (4.51): Estatística descritiva dos resultados do Grau de Conversão.**

| Grupos | N | Média | Desvio Std. Desvio | Erro Std. | Mínimo | Máximo |
|---|---|---|---|---|---|---|
| A | 3 | 90.11833 | 0.980086 | 0.565853 | 88.995 | 90.799 |
| Ai | 3 | 90.78967 | 0.856109 | 0.494275 | 90.228 | 91.775 |
| B | 3 | 89.16433 | 0.624443 | 0.360522 | 88.655 | 89.861 |
| Bi | 3 | 91.68800 | 3.511778 | 2.027526 | 88.959 | 95.650 |
| C | 3 | 91.77933 | 0.618636 | 0.357170 | 91.065 | 92.139 |
| Ci | 3 | 93.11833 | 0.985715 | 0.569103 | 92.155 | 94.125 |

**Tabela (4.52): Teste F - por ANOVA dos resultados do Grau de Conversão.**

| | Soma de quadrados | df | Média Quadrado | F | Valor de p |
|---|---|---|---|---|---|
| Entre grupos | 29.061 | 5 | 5.812 | 2.211 | 0.121 |
| Dentro dos grupos | 31.541 | 12 | 2.628 | | |
| Total | 60.602 | 17 | | | |

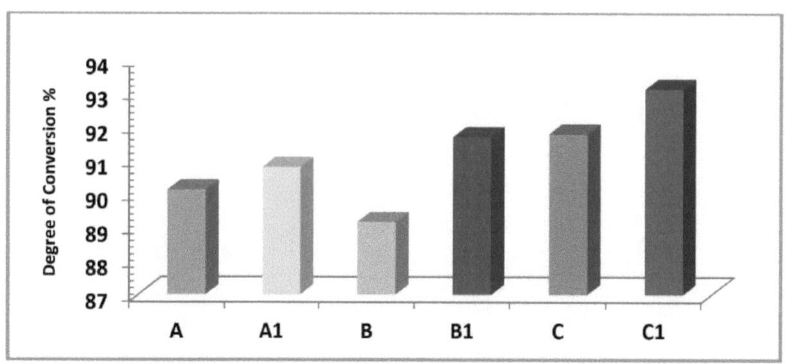


**Figura (4.26) : Média, desvio padrão e resultados do intervalo múltiplo de Duncan do grau de conversão dos grupos de estudo em acrílico.**

## 4.13: Ensaio de Calomatéria de Varrimento Diferencial (DSC) :-

Análise calométrica de varrimento diferencial de grupos de controlo de acrílico sem tratamento por autoclave e cura por banho-maria em dois ciclos e por autoclave (A, B, & C) e grupos modificados de acrílico tratados por autoclave que também são curados por banho-maria em dois ciclos e cura por autoclave (A1, B1, & C1).

O pó dos grupos acrílicos de controlo sem tratamento em autoclave mostrou um pico endotérmico largo, como se mostra na Figura (4.27), e o pó dos grupos modificados com tratamento em autoclave mostrou uma alteração no comportamento térmico e na análise térmica, como se mostra na Figura (4.28).

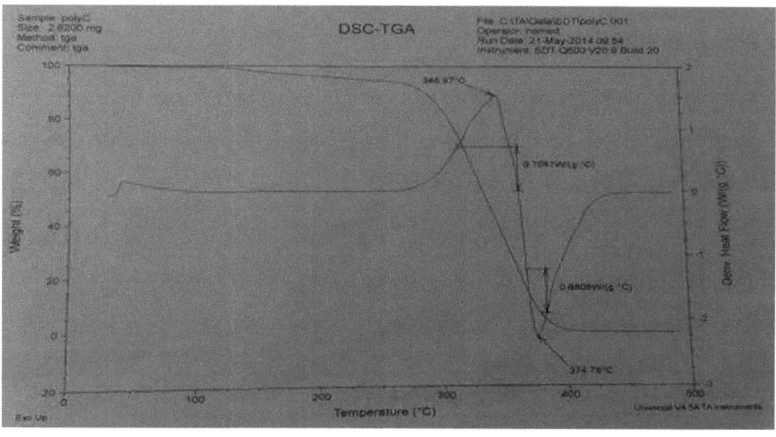


**Figure (4(27) Análise calomatérica de varrimento diferencial (DSC) de grupos de controlo de acrílico**

sem tratamento por autoclave e cura por autoclave.

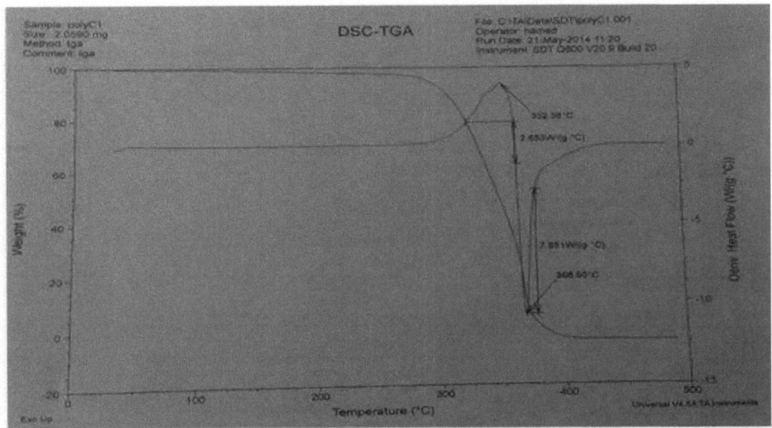


**Figure (4(28) Análise calomatérica de varrimento diferencial (DSC) de grupos modificados de acrílico com tratamento por autoclave e cura por autoclave.**

## 4.14: Teste de monoma residual utilizando cromatografia líquida de alta eficiência (HPLC) :-

A análise estatística descritiva revelou uma diferença não significativa entre todos os grupos de Vertex em ambos os tipos de controlo (A, B, & C), bem como entre os grupos modificados de Vertex (A1, B1, & C1) no teste do monómero residual utilizando a cromatografia líquida de alta eficiência (HPLC).

A análise ANOVA unidirecional revelou uma variância com um valor significativo de $P \leq 0,05$, como se mostra na Tabela (4.54).

O valor mínimo foi no grupo (C1), que equivale a 0,2866 %, enquanto o valor máximo foi no grupo (B), que equivale a 0,4000 %, como mostrado na Tabela (4.53), Tabela (4.55) e Figura (4.29).

A figura (4.30) e a figura (4.31) mostram o monómero residual recolhido de 0,5 g de material de base de dentadura de polimetilmetacrilato curado pelo calor. O teor de (MMA) a partir da área sob o pico após 6 minutos da injeção da amostra, utilizando a curva de calibração, como se mostra na Figura (4.34) e na Figura (4.35).

**Tabela (4.53): Estatística descritiva dos resultados do monómero residual por (HPLC).**

| Grupos | N | Média | Desvio Std. | Erro Std. | Mínimo | Máximo |
|---|---|---|---|---|---|---|

| | | | Desvio | | | |
|---|---|---|---|---|---|---|
| A | 3 | 0.37333 | 0.03786 | 0.02186 | 0.33 | 0.40 |
| Ai | 3 | 0.33667 | 0.01155 | 0.00667 | 0.33 | 0.35 |
| B | 3 | 0.40000 | 0.03606 | 0.02082 | 0.36 | 0.43 |
| Bi | 3 | 0.36333 | 0.02082 | 0.01202 | 0.34 | 0.38 |
| C | 3 | 0.32000 | 0.01732 | 0.00910 | 0.31 | 0.34 |
| Ci | 3 | 0.28667 | 0.02517 | 0.01453 | 0.26 | 0.31 |

**Tabela (4.54): Teste F - por ANOVA dos resultados do monómero residual por (HPLC).**

| | **Soma de quadrados** | **df** | **Quadrado médio** | **F** | **Valor de p** |
|---|---|---|---|---|---|
| Entre grupos | 0.024733 | 5 | 0.004947 | 7.01 | 0.003* |
| Dentro dos grupos | 0.008467 | 12 | 0.000706 | | |
| Total | 0.033200 | 17 | | | |

*Diferença significativa a P ≤ 0,05. df: grau de liberdade.

**Tabela (4.55): Resultados do intervalo múltiplo de Duncan do monómero residual por (HPLC).**

| **Grupos** | **N** | **Agrupamento de Duncan** | | | |
|---|---|---|---|---|---|
| | | **A** | **B** | **C** | **D** |
| Ci | 3 | 0.28667 | | | |
| C | 3 | | 0.32000 | | |
| Ai | 3 | | 0.33667 | 0.33667 | |
| Bi | 3 | | | 0.36333 | |
| A | 3 | | | 0.37333 | |
| B | 3 | | | | 0.40000 |

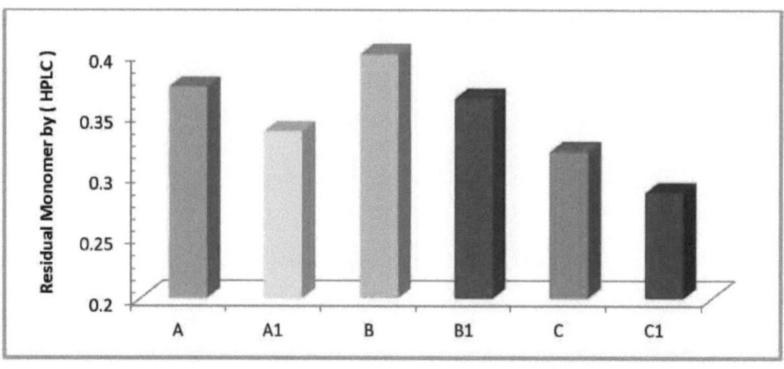


**Figura (4.29): Média, desvio padrão e resultados do intervalo múltiplo de Duncan do monómero residual por (HPLC) dos grupos de estudo de acrílico.**

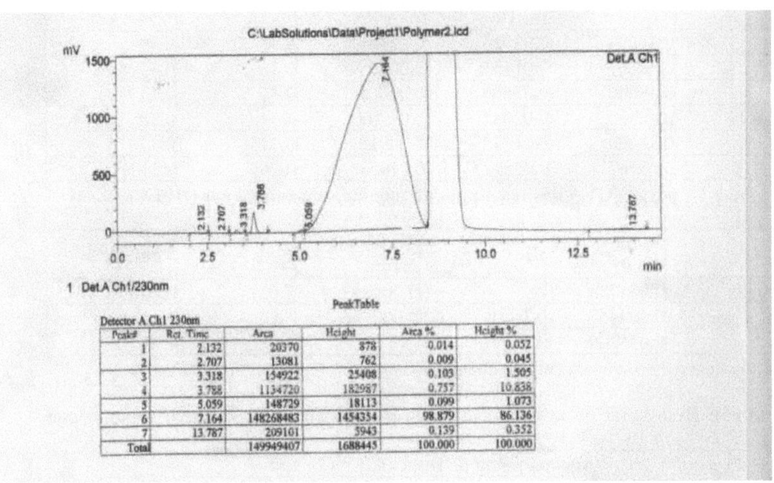


PeakTable

Detector A Ch1 230nm

| Peak# | Ret. Time | Area | Height | Area % | Height % |
|---|---|---|---|---|---|
| 1 | 2.132 | 20370 | 878 | 0.014 | 0.052 |
| 2 | 2.707 | 13081 | 762 | 0.009 | 0.045 |
| 3 | 3.318 | 154922 | 25408 | 0.103 | 1.505 |
| 4 | 3.788 | 1134720 | 182987 | 0.757 | 10.838 |
| 5 | 5.059 | 148729 | 18113 | 0.099 | 1.073 |
| 6 | 7.164 | 148268483 | 1454354 | 98.879 | 86.136 |
| 7 | 13.787 | 209101 | 5943 | 0.139 | 0.352 |
| Total | | 149949407 | 1688445 | 100.000 | 100.000 |

**Figura (4.30): Gráfico (HPLC) do monómero (MMA) de 5µl.**

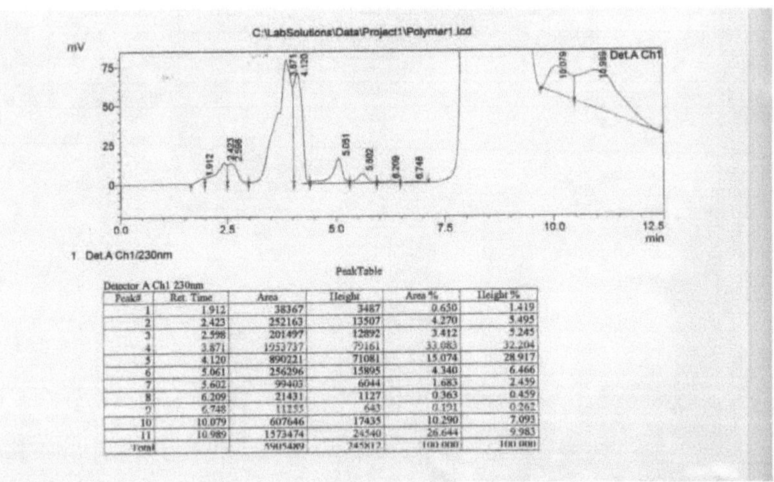


PeakTable

Detector A Ch1 230nm

| Peak# | Ret. Time | Area | Height | Area % | Height % |
|---|---|---|---|---|---|
| 1 | 1.912 | 38367 | 3487 | 0.650 | 1.419 |
| 2 | 2.423 | 252163 | 13507 | 4.270 | 5.495 |
| 3 | 2.598 | 201497 | 12892 | 3.412 | 5.245 |
| 4 | 3.871 | 1953737 | 79161 | 33.083 | 32.204 |
| 5 | 4.120 | 890221 | 71081 | 15.074 | 28.917 |
| 6 | 5.061 | 256296 | 15895 | 4.340 | 6.466 |
| 7 | 5.602 | 99403 | 6044 | 1.683 | 2.459 |
| 8 | 6.209 | 21431 | 1127 | 0.363 | 0.459 |
| 9 | 6.748 | 11255 | 643 | 0.191 | 0.262 |
| 10 | 10.079 | 607646 | 17435 | 10.290 | 7.093 |
| 11 | 10.989 | 1573474 | 24540 | 26.644 | 9.983 |
| Total | | 5905489 | 245812 | 100.000 | 100.000 |

**Figura (4.31): Gráfico (HPLC) do monómero (MMA) de 10µl.**

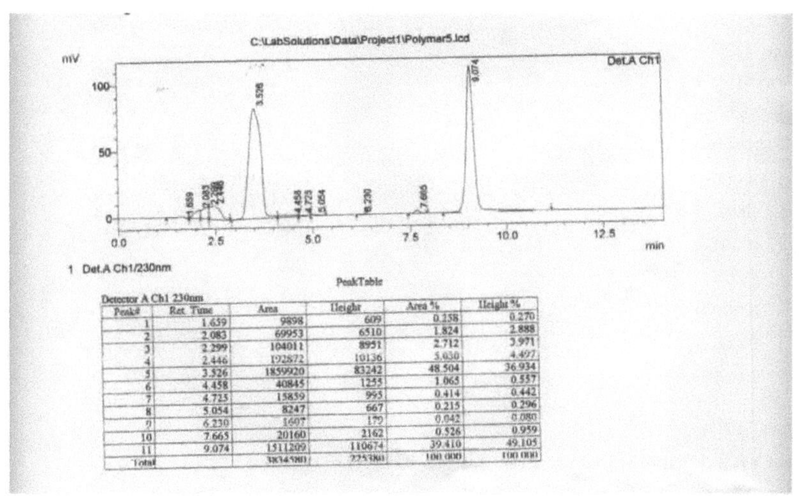


PeakTable

Detector A Ch1 230nm

| Peak# | Ret. Time | Area | Height | Area % | Height % |
|---|---|---|---|---|---|
| 1 | 1.659 | 9898 | 609 | 0.258 | 0.270 |
| 2 | 2.083 | 69953 | 6510 | 1.824 | 2.888 |
| 3 | 2.299 | 104011 | 8951 | 2.712 | 3.971 |
| 4 | 2.446 | 192872 | 10136 | 5.030 | 4.497 |
| 5 | 3.526 | 1859920 | 83242 | 48.504 | 36.934 |
| 6 | 4.458 | 40845 | 1255 | 1.065 | 0.557 |
| 7 | 4.725 | 15859 | 995 | 0.414 | 0.442 |
| 8 | 5.054 | 8247 | 667 | 0.215 | 0.296 |
| 9 | 6.230 | 1607 | 179 | 0.042 | 0.080 |
| 10 | 7.665 | 20160 | 2162 | 0.526 | 0.959 |
| 11 | 9.074 | 1511209 | 110674 | 39.410 | 49.105 |
| Total | | 3834580 | 225380 | 100.000 | 100.000 |

**Figure (4(32) (HPLC) dos grupos de controlo que foram preparados a partir de acrílico sem tratamento por autoclave e com cura por autoclave.**

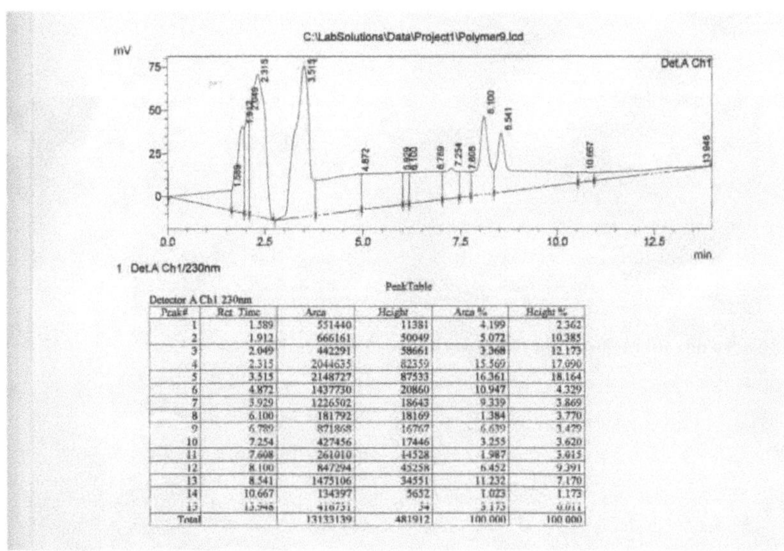


PeakTable

Detector A Ch1 230nm

| Peak# | Ret. Time | Area | Height | Area % | Height % |
|---|---|---|---|---|---|
| 1 | 1.589 | 551440 | 11381 | 4.199 | 2.362 |
| 2 | 1.912 | 666161 | 50049 | 5.072 | 10.385 |
| 3 | 2.049 | 442291 | 58661 | 3.368 | 12.173 |
| 4 | 2.315 | 2044635 | 82359 | 15.569 | 17.090 |
| 5 | 3.515 | 2148727 | 87533 | 16.361 | 18.164 |
| 6 | 4.872 | 1437730 | 20860 | 10.947 | 4.329 |
| 7 | 5.929 | 1226502 | 18643 | 9.339 | 3.869 |
| 8 | 6.100 | 181792 | 18169 | 1.384 | 3.770 |
| 9 | 6.789 | 871868 | 16767 | 6.639 | 3.479 |
| 10 | 7.254 | 427456 | 17446 | 3.255 | 3.620 |
| 11 | 7.608 | 261010 | 14528 | 1.987 | 3.015 |
| 12 | 8.100 | 847294 | 45258 | 6.452 | 9.391 |
| 13 | 8.541 | 1475106 | 34551 | 11.232 | 7.170 |
| 14 | 10.667 | 134397 | 5652 | 1.023 | 1.173 |
| 15 | 13.948 | 416731 | 34 | 3.173 | 0.011 |
| Total | | 13133139 | 481912 | 100.000 | 100.000 |

**Figure (4(33) (HPLC) dos grupos modificados que foram preparados a partir de acrílico com tratamento em autoclave e cura por autoclave.**

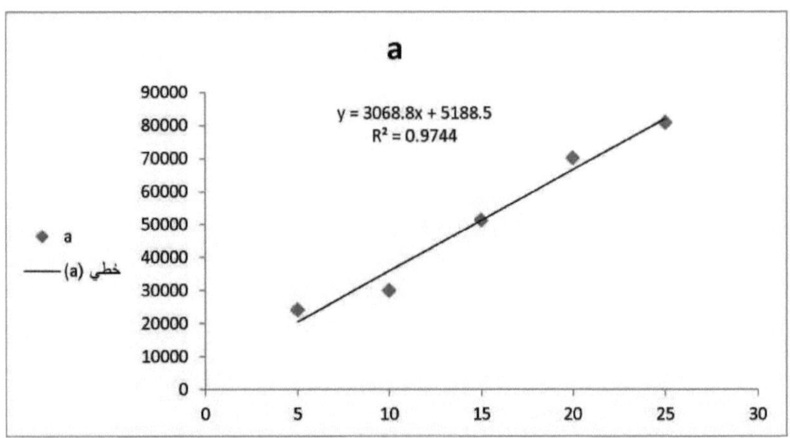


Figura (4.34): Curva de calibração da concentração de monómero residual 5 %.

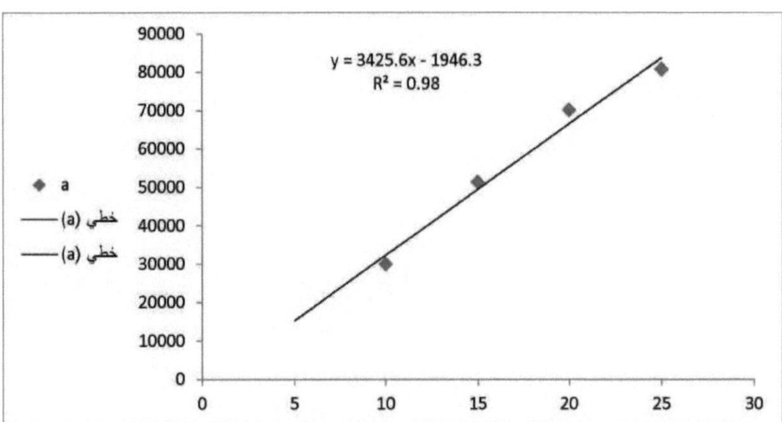


Figura (4.35) : Curva de calibração da concentração de monómero residual 10 %.

## Capítulo 5

# Discussão

## 5.1: Ensaio de resistência transversal :-

O teste de resistência transversal, um dos testes de resistência mecânica, é especialmente útil na comparação de materiais de base de prótese em que é aplicada uma tensão à prótese durante a mastigação (Anusavice, 2004).

Os valores médios da força transversal e os desvios-padrão foram calculados para cada grupo. O nível de significância estatística foi fixado em $p \leq 0{,}05$.

Neste estudo, a razão para o valor mais baixo da resistência transversal dos grupos (A & B) em comparação com outros grupos pode ser devido à presença de porosidades, defeitos comuns, vazios internos frequentemente resultantes e porosidades internas que concentram tensões na matriz e contribuem para a formação de microfissuras sob carga (Ming *et al.*, 1996). Um maior grau de conversão pode servir para aumentar a resistência à flexão e à fadiga, como mostram os grupos (A1 & C1).

Os grupos modificados (A1, B1, & C1) mostraram aumentar a resistência transversal em ambas as técnicas de cura em banho-maria e autoclave, mas o grupo de controlo (C) apresentou um valor mais elevado do que os grupos de controlo (A & B). Este resultado está de acordo com Abdul wahhab & AL-nakkash, (2012) que, na autoclave, a presença de calor e pressão pode afetar as cadeias poliméricas e alterar a estrutura, o que pode causar o aumento do valor da resistência transversal dos grupos acrílicos preparados a partir de pó tratado por autoclave.

No alongamento máximo das amostras no ensaio de resistência transversal, as estatísticas descritivas revelaram uma diferença significativa entre as amostras de acrílico dos grupos de controlo (A, B e C) e as amostras de acrílico dos grupos modificados (A1, B1 e C1).

O valor mínimo de alongamento máximo foi no grupo (B) que equivale a 5,040 mm, enquanto o valor máximo foi no grupo (C1) que equivale a 7,340 mm, o que significa que houve uma correlação positiva entre a força transversal da amostra e o alongamento máximo da mesma.

## 5.2: Ensaio de dureza por indentação :-

A análise estatística descritiva revelou uma diferença significativa no teste de dureza por indentação, bem como na média e no desvio-padrão entre os grupos de controlo e os grupos modificados, como se mostra na Tabela (4.7) e na Figura (4.3).

Não houve diferenças estatísticas nos grupos de controlo (A, B, & C) que foram polimerizados por banho de água e autoclave. Houve diferenças estatísticas entre o grupo modificado (BI) e os outros grupos (A, B, C, AI e CI).

Registou-se uma diminuição do valor médio da dureza no grupo (BI) para 69,3960 Kg / $mm^2$ , como se pode ver na Tabela (4.7) e na Tabela (4.9).

Os resultados mostram que houve uma diferença significativa na dureza da superfície entre os grupos, mas não houve diferenças entre os outros grupos que polimerizaram em autoclave e em banho-maria. Os resultados coincidiram com os resultados obtidos por Ming *et al.*,(1996) quando a resina foi polimerizada em autoclave com diferentes pressões e tempos, os resultados não mostraram diferenças estaticamente significativas entre os métodos de polimerização em autoclave e convencional.

A dureza dos materiais de base de dentadura pode sofrer alterações devido à reação de polimerização contínua (Azevado *et al.*, 2005).

Este resultado foi concordante com António, (2000) que afirma que o acrílico convencional curado pelo calor polimeriza por adição (radical livre) de polímero levando à formação de cadeias parciais de polímero alifático reticulado dando ao acrílico uma maior dureza.

Quanto maior for a difusão da água no acrílico, maior será o amolecimento da superfície do acrílico e o efeito da penetração das moléculas de água no polímero, podendo causar diferenças ligeiramente significativas na dureza da indentação, pelo que o pó acrílico tratado com autoclave teve um efeito plastificante nas partículas acrílicas, o que levou a uma diminuição do valor da dureza.

## 5.3: Ensaio de rugosidade da superfície :-

Os resultados deste estudo mostraram que, quando o material de resina acrílica foi submetido a polimerização em autoclave, ocorreu um aumento estatisticamente não significativo da rugosidade da superfície quando comparado com a polimerização em banho-maria por dois ciclos. Houve diferenças estatisticamente não significativas no valor da rugosidade da superfície entre os grupos de controlo e os grupos modificados. O valor da rugosidade da superfície de um material utilizado em próteses removíveis é importante porque afecta, direta ou indiretamente, a retenção, a resistência à coloração, a acumulação de placa bacteriana, a saúde dos tecidos orais e o conforto do paciente (Ravnholt e Kabber, 1994).

A rugosidade da superfície da resina acrílica para base de dentadura não foi afetada pelos métodos de polimerização e não teve efeitos adversos na rugosidade da superfície do material.

É possível que o valor da rugosidade da superfície (Ra) esteja relacionado com o facto de as bolhas de ar incorporadas no material durante a mistura se terem agrupado perto da superfície, contribuindo para uma maior rugosidade. A rugosidade da superfície pode também estar relacionada com a dimensão das partículas dos polímeros, especialmente no caso do polímero modificado quando o pó de (PMMA) é tratado por autoclave.

## 5.4: Ensaio de resistência à tração :-

O resultado deste teste mostrou que a estatística descritiva revelou uma diferença significativa no teste de resistência à tração entre os grupos de controlo e os grupos modificados. O pó acrílico foi afetado pela autoclave e o valor da resistência à tração dos grupos modificados diminuiu em relação aos grupos de controlo.

O valor mínimo de resistência à tração foi no grupo (A1), que foi igual a 20,004 MPa, enquanto o valor máximo foi no grupo (A), que foi igual a 44,986 Mpa.

O valor da resistência à tração pode estar relacionado com o elevado grau de polimerização e com a natureza cristalina da formulação, bem como com o menor número de vazios no interior dos materiais, o que está de acordo com John *et al.*, (2001), que referiram que a presença de vazios no polimetilmetacrilato (PMMA) estava associada à contração da polimerização devido ao excesso de monómero aplicado durante os procedimentos de impregnação.

No alongamento máximo e no módulo de elasticidade das amostras dos grupos de estudo no ensaio de resistência à tração, as estatísticas descritivas revelaram uma diminuição significativa nos grupos modificados. Isto significa que o pó de (PMMA) tratado por autoclave foi afetado pela elasticidade do material, o que pode ser devido à natureza cristalina do material e à contração no processo de cura. Isto estava de acordo com Ruyter e Svednsen, (1980), que relataram que a elasticidade do (PMMA) foi afetada pela natureza cristalina do material relacionada com a contração da polimerização no procedimento de cura.

## 5.5: Ensaios de sorção de água e solubilidade :-

A redução da sorção e solubilidade da água, bem como a melhoria da biocompatibilidade, é muito importante porque continua a ser uma das principais causas de insucesso clínico dos materiais de base de prótese (Tuna *et al.*, 2008).

A base de prótese acrílica absorve quantidades relativamente pequenas de água quando colocada num ambiente aquoso. Esta água exerce um efeito significativo nas propriedades mecânicas e dimensionais do polímero (Noort, 2002).

Embora a absorção seja facilitada pela polaridade das moléculas de (PMMA), um mecanismo de difusão é o principal responsável pela entrada de água (Craig *et al.*,1996).

A sorção de água na resina acrílica pode dever-se, em parte, à presença de porosidades mais profundas e de fluxos superficiais. O valor máximo de sorção de água no grupo (B) neste estudo pode ser devido à presença de vazios ou poros que levam à difusão de moléculas iónicas de água entre as ligações polares da resina acrílica

A imersão do polímero em água também resultou na dissolução de certos componentes do polímero no meio. O resultado líquido da sorção foi um aumento de peso devido à absorção de água e também uma perda de peso devido à dissolução de certos componentes do polímero na água. (2003), que relataram que a introdução de moléculas de água na massa polimerizada causa uma ligeira expansão da massa polimerizada e as moléculas de água interferem com o emaranhamento das cadeias poliméricas e, por isso, actuam como plastificantes.

Neste estudo, não houve diferenças estatísticas significativas na solubilidade em água entre todos os grupos de controlo e modificados. Isto pode dever-se à pequena quantidade de monómero residual libertado. (2003), que referiram que a solubilidade em água pode estar relacionada com a lixiviação de materiais solúveis, como o teor de monómero residual e os plastificantes, e em desacordo com Tuna *et al.* (2008), que referiram que a solubilidade em água pode ser devida a uma diminuição dos locais potenciais de troca de água e pode estar relacionada com a lixiviação de materiais solúveis, como o teor de monómero residual e os plastificantes.

## 5.6: Teste de porosidade :-

A resina acrílica convencional curada pelo calor foi curada pelo método convencional de banho de água como grupo de controlo e é um dos métodos mais comuns de cura desde há muitos anos no campo da medicina dentária.

A resina acrílica convencional curada pelo calor também foi curada em autoclave em menos de 1 hora. É um método de cura limpo e fácil.

A porosidade tem sido atribuída a uma variedade de factores, tais como o aprisionamento de ar durante a mistura, a contração do monómero associada à reação exotérmica, a presença de monómero residual e a compressão do inadequete no frasco também podem causar porosidade na resina de base de dentadura (Bafile *et al.*, 1991).

Para medir a porosidade por absorção de água, é necessário utilizar uma solução adequada para armazenar os espécimes.

Não houve diferenças estatísticas significativas na percentagem média de porosidade entre os grupos de controlo e modificados. O valor mínimo da percentagem média de porosidade foi no grupo (C1), que foi igual a 0,69715 %, enquanto o valor máximo da percentagem média de porosidade foi no grupo (A), que foi igual a 1,02079 %.

A porosidade média percentual pode estar relacionada com a temperatura de processamento do polímero superior a 74°C. No pó tratado de (PMMA) por autoclave, a densidade absoluta da resina acrílica curada foi diminuída e também o peso da amostra, a pressão nas fases iniciais da polimerização foi considerada para minimizar a percentagem média de porosidade.

O monómero curado pelo calor (PMMA) tem uma elevada pressão de vapor. A temperatura de processamento muito superior a 100,3°C provoca a vaporização do monómero, o que produz porosidade no material final. O material monomérico líquido para autoclave contém um trietileno ou um tetraetilenoglicol, que são dimetilacrilatos com um grupo reativo em cada extremidade.

Os dimetilacrilatos têm uma pressão de vapor baixa, mesmo a uma temperatura de cerca de (100 - 150)°C, pelo que têm um ponto de ebulição elevado. A baixa pressão de vapor permitiria o processamento a temperaturas elevadas sem o perigo de porosidade e esta constatação está de acordo com Wolfaardt *et al.* (1986), que referiram que a ocorrência de porosidade depende da concentração do iniciador, geralmente peróxido de benzoílo, no polímero.

## 5.7: Teste de densidade :-

A densidade é a propriedade física da matéria, uma vez que cada elemento e composto tem uma densidade única associada. A baixa densidade é um dos critérios do material de base de dentadura ideal

No ensaio de densidade para o tipo de acrílico Vertex, o teste T revelou uma diferença significativa entre o pó dos grupos de estudo de controlo e os grupos modificados, como se mostra na Tabela (4.28) e na Figura (4.15), o que significa que o pó acrílico tratado com autoclave levou a uma diminuição do seu peso devido ao efeito térmico e resultou numa diminuição da densidade devido ao aumento do processo de nucleação e pode levar a uma alteração do tamanho das partículas do polímero, e esta conclusão está de acordo com Ebraheem, (2014), que referiu que o efeito térmico levou a um aumento do processo de nucleação e a uma alteração do tamanho das partículas do polímero, o que levou a uma diminuição da densidade do material de base de dentadura de resina acrílica.

## 5.8: Teste de propriedade de cor :-

Uma vez que a cor é uma das propriedades mais desejáveis de um material dentário estético, a manutenção da cor correspondente durante toda a sua vida útil pode determinar o sucesso ou o fracasso do material.

No teste da propriedade da cor, a análise estatística descritiva da luminosidade (L), matiz (H), croma (C), (a) e (b) revelou diferenças significativas entre todos os grupos em ambos os tipos de controlo e os grupos modificados e que a análise de variância a $P \leq 0{,}05$ significativa, como mostrado no Quadro (4.30), Quadro (4.33), Quadro (4.36), Quadro (4.39) e Quadro (4.42).

A análise estatística descritiva revelou diferenças não significativas entre todos os grupos em ambos os tipos de controlo e os grupos modificados no (ΔE) do teste de propriedade de cor, pelo que não houve alteração de cor no pó (PMMA) tratado por autoclave.

O valor mínimo de (ΔE) foi no grupo (A), que é igual a 2,4280, enquanto o valor máximo foi no grupo (B1), que é igual a 3,6940, como mostram a Tabela (4.44), a Tabela (4.45) e a Figura (4.21).

A concentração do monómero foi responsável pelas alterações de cor que podem estar associadas à porosidade causada pelo sobreaquecimento ou pressão insuficiente durante a polimerização. Esta descoberta está de acordo com Madhyastha e Kotain, (2013) que descobriram que a estabilidade da cor em material de base de dentadura de resina acrílica foi influenciada pelo tipo de materiais e métodos de cura. A alteração de cor no pó tratado de (PMMA) pode dever-se à formação de microfissuras em resultado de ciclos repetidos de sorção/dessorção, o que resultou na degradação hidrolítica do polímero, causando danos nas ligações de éster e enfraquecimento lento da infra - estrutura do polímero.

Madhyastha e Kotain, (2013) aprovaram que a mudança de cor da resina acrílica pode dever-se à lixiviação do monómero, à absorção de água e à formação de porosidades.

## 5.9: Teste de ponto de fusão :-

O fenómeno de fusão ocorre quando a energia livre do líquido se torna inferior à do sólido para esse material a várias pressões, o que acontece a uma temperatura específica.

As estatísticas descritivas do teste do ponto de fusão revelaram uma diferença significativa entre todos os grupos de Vertex em ambos os tipos de controlo (A, B e C), bem como nos grupos modificados de Vertex (A1, B1 e C1).

A diferença de resultados pode dever-se à diferença de densidade dos grupos de amostras. O ponto de fusão é sensível a alterações de pressão extremamente grandes.

Nos grupos modificados, a densidade do pó foi reduzida, aumentando assim o ponto de fusão. Ao fundir, os polímeros absorvem calor, pelo que a fusão é uma transição endotérmica. A fusão é uma transição de primeira ordem, uma vez que quando a temperatura de fusão é atingida, a temperatura do polímero não aumenta até que todos os cristais estejam completamente fundidos. Esta constatação está de acordo com Taylor, (1994) que aprovou que quanto maior for a quantidade de componentes do material menor será o ponto de fusão e que à temperatura de fusão ($T_m$) as cadeias podem mover-se livremente, pelo que não possuem um arranjo ordenado.

Quanto mais amplo for o intervalo do ponto de fusão, mais frequentemente se designa por intervalo pastoso. A temperatura na qual a fusão começa para uma mistura é conhecida como solidus, enquanto a temperatura na qual a fusão é completa é chamada liquidus.

Nos sólidos de nucleação cristalina (PMMA), que não possuem um ponto de fusão e que, ao serem aquecidos, sofrem uma transição vítrea suave para um líquido viscoso e, após um novo aquecimento, amolecem gradualmente, o que pode ser caracterizado por um determinado ponto de amolecimento.

Os resultados dos diferentes pontos de fusão foram relacionados com a temperatura de transição vítrea, que também afectou a dureza do material.

## 5.10: Ensaio de retração por polimerização :-

Os diferentes modos de polimerização podem incluir a temperatura e o tempo de armazenamento, sendo obviamente preferível um modo de polimerização rápida.

Nas resinas (PMMA), uma certa falta de precisão dimensional tem sido aceite como uma das suas principais desvantagens. Esta alteração dimensional na base da prótese pode ser influenciada pela contração da polimerização, pelo método de frasco da resina e pela correlação tempo - temperatura durante o procedimento de polimerização.

A análise estatística descritiva revelou uma diferença não significativa entre todos os grupos no teste de contração de polimerização.

O valor mínimo foi no grupo (A1), que equivale a 5,17866 %, enquanto o valor máximo foi no grupo (C), que equivale a 8,533660 %, como mostram a Tabela (4.49), a Tabela (4.50) e a Figura (4.23).

Esta constatação pode dever-se ao tipo de ciclo de polimerização e aos diferentes coeficientes de gesso e resina acrílica que afectam o teor de monómero residual e que é um parâmetro importante na determinação da retração do polímero, o que está de acordo com Jorge *et al.*, (2003) que referem que durante a reação exotérmica de polimerização, o calor libertado tem de ser adicionado ao gerado externamente, aumentando a temperatura da resina. Vários autores colocaram a hipótese de que, em ciclos de polimerização rápidos, o calor total pode exceder o ponto de ebulição do monómero, causando porosidades internas que afectam a retração de polimerização e a precisão dimensional.

A densidade do pó de (PMMA) modificado diminuiu em relação à densidade do pó do grupo de controlo e, quando a resina de (PMMA) é misturada na proporção recomendada de polímero/monómero, a densidade da massa muda de (0,94 para 1,19) gm/cm$^3$ . Esta alteração na densidade resulta numa contração volumétrica. Isto está de acordo com Consani *et al.*, (2002) que referiu que a contração térmica durante o arrefecimento do frasco e a tensão que acompanha o stress durante a remoção do frasco podem causar uma adaptação reduzida da prótese ao tecido.

A temperatura de transição vítrea (Tg) do polímero é uma propriedade física importante que pode ter um efeito importante na estabilidade dimensional, o que está de acordo com Jerolimov *et al.* (1991), que investigaram as variações da temperatura de transição vítrea em diferentes ciclos de cura utilizando a análise termo-mecânica e concluíram que diferentes ciclos de cura produziram variações na temperatura de transição vítrea (Tg) até 20 °C, tendo estas variações resultado na contração da polimerização.

A polimerização do polímero em autoclave diminuiu o monómero libertado e as porosidades internas e alterou a temperatura de transição vítrea do polímero.

Este resultado está de acordo com Abdul - Razzak, (2010) que mostrou que não houve alterações significativas na precisão dimensional das amostras preparadas e curadas em ciclo curto com outros ciclos de cura modificados.

## 5.11: Ensaio de espetroscopia de infravermelhos com transformada de Fourier (FTIR)

O ensaio de espetroscopia de infravermelhos com transformada de Fourier (FTIR) é um método de deteção que é um método poderoso e muito amplamente aplicável para obter informações sobre grupos funcionais químicos para materiais poliméricos.

No gráfico (FTIR), o (PMMA) mostra cerca de 1724 $cm^{-1}$ atribuído a (C O) streching, a frequência de (C O) streching é uma das bandas intensas que aparecem na região da impressão digital. Esta frequência é bastante variável e aparece normalmente entre ( 1000 - 1400 ) $cm^{-1}$ . As bandas médias a 1267 $cm^{-1}$ e a 1239 $cm^{-1}$ são atribuídas a modos de estiramento (C O). O (C = O) é plano e a flexão fora do plano é atribuída a bandas muito fortes.

Os resultados não mostraram alterações na estrutura química dos grupos acrílicos modificados (A1, B1, & C1) com o tratamento em autoclave que cura por banho de água em dois ciclos e cura por autoclave quando comparados com os grupos acrílicos de controlo (A, B, & C) mas mostram alterações nos comportamentos físicos e mecânicos, e nenhuma alteração na região das bandas que se localizam na região de (C = C) e (C = O).

Quando a altura da ligação (C = C) foi reduzida, a quantidade de monómero residual diminuiu e este resultado está de acordo com

Ebraheem, (2014) que não relatou alterações na estrutura do polímero acrílico quando tratou os grupos acrílicos de controlo e a altura da ligação (C = C) indica a concentração de monómero residual no grupo de polímero acrílico.

## 5.12: Grau de Teste de Conversão :-

Na cavidade oral, as propriedades e os valores funcionais dos produtos à base de resina acrílica para próteses dentárias dependem dos seus factores endógenos causados pela polimerização, que estão relacionados com o grau de conversão dos seus monómeros constituintes, os métodos de cura e as condições de polimerização (Azzari *et al.*, 2003; Bayraktar *et al.*, 2003; Urban *et al.*, 2007b). A polimerização é seguida da conversão de (MMA) em (PMMA) num processo de cura.

A análise estatística descritiva revelou uma diferença não significativa entre todos os grupos no grau do teste de conversão.

O valor mínimo foi no grupo (B), que equivale a 88,655 %, enquanto o valor máximo foi no grupo (C1), que equivale a 93,118 %, como mostrado na Tabela (4.51), Tabela (4.52) e Figura (4.26).

Durante a reação de polimerização, nem todos os monómeros contidos são convertidos em polímeros e, por conseguinte, restam alguns monómeros que não reagiram, denominados monómeros residuais. O grau de conversão e o teor de monómeros residuais variam consoante os métodos de cura e as condições de polimerização.

O grau de conversão e o monómero residual lixiviado são considerados responsáveis por vários graus de citotoxicidade in vitro (Zissis *et al.,* 2008; Bural *et al.*, 2011) e pela resposta alérgica in vivo (Martin *et al.,* 2003).

Dependendo da temperatura e do tempo de polimerização, são deixadas várias quantidades de monómeros residuais no polímero, o que resulta em diferentes graus de citotoxicidade.

Um ciclo de polimerização ideal para diferentes resinas proporcionou a máxima conversão de monómeros residuais e o menor teor global de (MMA) foi obtido a partir da polimerização a quente. Neste estudo, na polimerização das amostras por autoclave, o grau de conversão foi maior do que no banho-maria em dois ciclos e o valor mínimo foi no grupo (B), o que está de acordo com os resultados anteriores de que os ciclos de polimerização por diferentes tempos e temperaturas afectam o teor de monómeros.

No pó acrílico tratado por autoclave e nas amostras curadas por banho-maria em dois ciclos e curadas também por autoclave, os valores do grau de conversão foram superiores aos das amostras acrílicas sem pó tratado por autoclave e curadas pelos mesmos métodos.

O tempo de polimerização e a temperatura afectam o teor de monómero residual do polímero. A temperatura de cura mais elevada, que pode ser tão alta como a temperatura de transição vítrea da fase de matriz do polímero de base de dentadura curado pelo calor. Acima da temperatura de transição vítrea (Tg) do polímero, o monómero da resina tem uma melhor capacidade de polimerização devido aos movimentos mais elevados da cadeia molecular e à neutralização da imobilização do (MMA) no polímero vítreo, o que se verifica nos grupos modificados de grupos de estudo acrílicos.

## 5.13: Ensaio de calorimatria de varrimento diferencial (DSC) :-

Com o instrumento de calorimetria diferencial de varrimento pode estudar-se a transição de fase ou as reacções químicas num material quando este é aquecido, e pode estudar-se também a transição no polímero, como a fusão, a cristalização e a transição vítrea. Além disso, podem ser estudadas a polimerização e a cura.

A análise térmica (TA) é o termo comum para as medições das propriedades térmicas dos materiais. A área denominada análise térmica inclui uma série de métodos diferentes, dos quais a calorimetria diferencial de varrimento (DSC) é um dos mais utilizados (Eleshercksi *et al.*, 2014).

A temperatura de transição vítrea (Tg) é uma propriedade importante da resina de base de dentadura, uma vez que reflecte a capacidade do material para suportar temperaturas elevadas e está também relacionada com a estabilidade dimensional (Koroglu *et al.*,2009).

No pó de (PMMA) modificado por autoclave, a (Tg) aumentou, o que pode ser devido ao aumento do peso molecular, e esta constatação está de acordo com Hugget *et al.*, (1984), que também concordam com Jermolmov *et al.*, (1994), que referiram que o aumento da (Tg) é considerável com ciclos de cura prolongados em comparação com ciclos de cura curtos ou normais que não incluem a polimerização a 100 °C, a presença de monómero que actua como plastificante resulta na redução da temperatura de transição vítrea

O comportamento térmico dos grupos de controlo do pó acrílico e dos grupos modificados do pó tratado com autoclave apresentam alterações entre si e um aumento da temperatura de transição vítrea (Tg) que pode dever-se à polimerização do monómero residual remanescente com o polímero ou à decomposição do peróxido de benzoílo, e também pode dever-se à dispersão molecular das moléculas do pó acrílico que levará a uma alteração do comportamento térmico da resina acrílica. Este facto está de acordo com Koroglu *et al.*, (2009), segundo os quais existem várias propriedades do polímero que influenciam a temperatura de transição vítrea (Tg). Estas são: alta polaridade, ligações cruzadas e cadeia principal rígida que aumentam a temperatura de transição vítrea (Tg), e a adição de plastificantes, cadeia principal flexível, ramificação da cadeia diminuem a temperatura de transição vítrea (Tg), e ocorre um aumento acentuado no coeficiente de expansão térmica, indicando um aumento da mobilidade molecular.

Quando a temperatura aumentou, os polímeros apresentaram uma grande variação das propriedades mecânicas e físicas. A resina acrílica era dura e semelhante a vidro à temperatura ambiente e, com o aumento da temperatura até uma temperatura crítica, ocorreu uma transição para um material flexível e macio.

## 5.14: Teor de monómero residual por (HPLC) Teste :-

O tempo de polimerização e a temperatura de cura afectam o teor de monómero residual do polímero.

A temperatura de transição vítrea (Tg) dos grânulos de polímero de resinas acrílicas difere da temperatura da fase da matriz entre os grânulos (Ruyter & Svendsen, 1980). Abaixo da temperatura de transição vítrea (Tg), a polimerização limitada do monómero (MMA) ocorreu devido à imobilização do (MMA) no polímero vítreo, o que levou a um polímero com elevado teor residual de ( MMA ) ( Ruyter & Oysaed, 1982 ).

No pó de (PMMA) modificado, a resina teve uma melhor capacidade de polimerização, o que pode ser devido aos movimentos mais elevados da cadeia molecular e à neutralização da imobilização do (MMA) no polímero vítreo. Isto está de acordo com Koroglu *et al*., (2009) que relataram que acima da temperatura de transição vítrea (Tg) do polímero, o monómero da resina tinha uma melhor capacidade de polimerização devido aos movimentos mais elevados da cadeia molecular e à neutralização da imobilização do (MMA) no polímero vítreo. Os agentes de ligação cruzada das resinas acrílicas também podem afetar o teor de monómero residual do polímero, uma estrutura rígida do polímero dificulta assim a conversão dos monómeros de (MMA), especialmente a uma temperatura de cura inferior à temperatura de transição vítrea. A elevada taxa de reação conduzirá a um aumento da temperatura na maior parte do material e, por conseguinte, a um nível inferior de monómero residual.

O ciclo de cura em autoclave produziu menos monómero residual do que o ciclo de cura em banho-maria. Isto está de acordo com Mohamed *et al.,* (2008) que relataram que, a polimerização foi feita com uma temperatura abaixo de 100°C produziu polímeros de base de dentadura com um conteúdo residual (MMA) consideravelmente mais elevado do que aqueles produzidos com um período de cura prolongado a 100°C.

Os resultados deste estudo apoiam as conclusões anteriores de que diferentes tempos de polimerização e temperaturas do ciclo de cura com diferentes técnicas de cura afectam o teor de monómero residual. Neste estudo, os tipos de cura modificados tiveram uma grande influência na redução do teor de monómero residual, o que está de acordo com muitos investigadores que relataram resultados semelhantes por Mohamed *et al.,* 2008.

# Capítulo 6

# Conclusões e sugestões

## 6.1: Conclusões :-

Dentro das limitações deste estudo vitro, e com base nos resultados obtidos, concluímos o seguinte :-

-A técnica de processamento em autoclave é uma boa alternativa à técnica convencional de processamento em banho-maria na cura da resina acrílica de todos os grupos de estudo.

-O tratamento do pó acrílico por autoclave tem um aumento significativo na resistência transversal com alongamento máximo de todos os grupos de estudo.

- O tratamento do pó acrílico por autoclave tem uma diminuição significativa na dureza de todos os grupos de estudo.

-O tratamento do pó acrílico por autoclave tem uma diferença significativa na resistência à tração com alongamento máximo e no módulo de elasticidade de todos os grupos de estudo.

Verificou-se uma diminuição significativa no valor médio da sorção de água entre todos os grupos de estudo.

-O tratamento do pó acrílico por autoclave não tem diferença significativa na rugosidade da superfície, solubilidade em água, percentagem média de porosidade, percentagem média de contração de polimerização e alteração de cor de todos os grupos de estudo.

-A densidade da resina acrílica diminuiu quando o pó de resina acrílica foi tratado em autoclave.

-O tratamento do pó acrílico com autoclave apresenta uma diminuição significativa do monómero residual e um aumento do grau de conversão em todos os grupos de estudo.

-O tratamento do pó acrílico com autoclave tem um aumento significativo do ponto de fusão em todos os grupos de estudo.

-O tratamento do pó acrílico com autoclave alterou o seu comportamento térmico.

## 6.2: Sugestões :-

O estudo inclui as seguintes sugestões :-

- Estudar a resistência ao impacto, a resistência à compressão e a deformação durante o tempo de endurecimento do pó de acrílico tratado com autoclave.

- Cura do pó modificado com autoclave por micro-ondas em diferentes tempos e potências, medindo depois as propriedades físicas, químicas e mecânicas do mesmo.

- Avaliação das propriedades físicas e químicas da resina acrílica modificada por cura em autoclave em diferentes tempos e pressões.

- Avaliação do prazo de validade do pó de acrílico tratado com autoclave.

- Avaliação do efeito do pó de resina acrílica tratado por autoclave no tamanho das partículas de (PMMA).

- Melhoria da resina acrílica protética convencional e acrílica modificada por nano tecnologia.

## Referências

### A

- Abood N.L. (2007): *Porosidade de diferentes espessuras de acrílico polimerizado por diferentes métodos.* J AL- Rafidain Dent.:7(2): 173 - 179.

- Abdul wahhab S.S, e AL-nakkash W.A.H. (2012): *O efeito do processamento em autoclave em algumas propriedades do material de base de dentadura de cura térmica.* J Bagh Coll Dentistry; 24(3): 13 - 17.

- Abdul Razzak S.A. (2010): *O efeito da temperatura, tempo e alguns aditivos em algumas propriedades físicas e mecânicas de materiais de base de dentadura de resina acrílica.* Dissertação de mestrado. Faculdade de Medicina Dentária / Universidade de Mosul.

- Academia de Dentisteria Protética (2005): *Glossário de termos protéticos.* J Prosthet Dent.; 94(1): 24, 77.

- AL-Bahar Z.J.H. (2013): *Avaliação do efeito da incorporação de hidroxiapatita preparada a partir de casca de ovo em algumas propriedades da base de prótese relind.* Dissertação de mestrado. Faculdade de Odontologia /Universidade de Mosul.

- Alves P.V., Lina F.E., e Tells A.B. (2007): *Rugosidade superficial da resina acrílica após diferentes técnicas de cura e polimento.* Angle Orthod.; 77(3): 528 - 531.

- AL - Ibraheem N.S.A. (2013): *Elaboração de guia de cor gengival local utilizando pigmentos naturais.* Dissertação de Mestrado. Faculdade de Odontologia / Universidade de Mosul.

- AL - Mashhadany H.K.M. (2013): *O efeito do agente de limpeza recém-preparado em algumas propriedades do material de base de prótese acrílica de alto impacto.* Dissertação de mestrado. Faculdade de Odontologia / Universidade de Mosul.

- AL - Saraj A.N., Kazanji M.N., e Abdul - Rahman G.Y. (2011): *Efeito da desinfeção por micro-ondas na resistência transversal e dureza de materiais de base de dentadura de resina acrílica.* AL- Rafidain Dent. J.; 11(2): 284 - 291.

- American National Standards Institute / American Dental Association Specification No. 12 -1975, para polímeros de prótese dentária. Chicago: Associação Dentária Americana.

- American National Standards Institute / American Dental Association Specification No. 12

- 2002, para polímeros de prótese dentária. Chicago: Associação Dentária Americana.

- António M.C.L. (2000): *Desenvolvimento de estruturas durante o processamento de polímeros*. 2nd ed Londres : Cambridge Co.; p123.

- Anusavice K.J. (2004): *Phillip' s Science of dental materials* 11th ed St. Louis: Elsevier.

- Aouachria K., e Bensemra N.B. (2006): *Miscibilidade de misturas de PVC / PMMA por temperatura de amolecimento vicat, viscometria, DSC e análise FTIR*. Polym Test; 25: 1101 - 1108.

- Araigo P.H.H., Sagger C., Poco J.G. P., e Gindici R. (2002): *Técnicas de redução do teor de monómero residual em polímeros: a reveiw*. Polym Eng Sci.; 42: 1442 - 1468.

- Arora S., Khindria S., Craig S., e Mittal S. (2011): *Avaliação comparativa das alterações dimensionais lineares de quatro resinas acrílicas termopolimerizáveis disponíveis no mercado*. Indian J Dent Sci. Edição suplementar; 4(3): 765 - 772.

- Aydogan E.A., Durkan R., e Bagis B. (2013): *O efeito da acrilamida em corporação sobre as propriedades térmicas e físicas da dentadura*. J Adv. Prosthodont.; 13(5): 110 - 117.

- Azevado M. J., Machado A.L.,Vergani C.E., Giampaolo E.T., e Pavarina A.C. (2005): *Dureza de resinas acrílicas para base de dentadura e reembasamento lateral de cadeira dura*. J Appl Oral Sci.; 3: 291 -259.

- Azzari M.J., Cortizo M.S., e Alessandrini J.L. (2003): *Efeito das condições de cura sobre as propriedades de uma resina acrílica para base de dentadura polimerizada por micro-ondas*. J Dent.; 31: 463 - 468.

# B

- Bagis Y.H., e Rueggeberg F.A. (2000): *O efeito do aquecimento pós-cura no resíduo de um compósito de resina comercial*. Dent. Mater.; 16: 244 - 248.

- Bafile G., Gerald N., Myres M. L. (1991): *Porosidade da resina de dentadura curada por energia de micro-ondas*. J Prosthet Dent.; 66: 269 - 274.

- Baker S., Brooks S.C., e Walker D.M. (1985): *A libertação de metilmetacrilato monomérico residual de aplicações acrílicas na boca humana: Um ensaio para o monómero na saliva*. J Dent Res.; 67: 1295 - 1299.

- Banerjee R., Banerjee S., Prabhudesai P.S., e Bhide S.V. (2010): *Influência da técnica de processamento na resistência à fadiga flexural de resinas de base de dentadura*. J Prosthet Dent.; 21: 391 - 395.

- Barbeau J., Seguin J., Goulet J.P., Konincr L., Avou S.L., Lalond B., Rompre P., e Deslauriers N. (2003): *Reavaliação da presença de Candida - albicans em estomatites relacionadas com próteses*. Oral Surg. Oral Med. Oral Pathol. Oral Radiol. Endod; 95: 51 - 59.

- Barbosa C.M., Fraga M.A., e Gonclaves T.D. (2001): *Sorção de água de resina acrílica sob diferentes condições de pressão temperatura e tempo*. Mater Res.; 4(1): 1- 6.

- Barcelay S.C., Forsyth A., Felex D.H., e Waston I.B. Relatório de Caso (1999): *Hiper-sensibilidade ao material de prótese*. Brit. Dent. J.; 187(7): 350 - 352.

- Bartolini J.A., Murchison D.E., Wofford D.T., e Sacker N.K. (2000): *Grau de conversão em material de base de dentadura para técnicas de polimerização válidas.* J Oral Rehabil; 27: 488 - 493.

- Baydas S., Bayindir F., e Akyil M.S. (2003): *Efeito das variáveis de processamento (diferentes processos de embalagem por compressão e tipos de material de revestimento) e tempo na precisão dimensional de bases de dentadura polimetilmetacriladas.* Mater Dent J.; 22: 206 - 213.

- Bayraktar G., Duran O.K., e Gunvener B. (2003): *Efeito do reforço de fibra de vidro no conteúdo residual de metacrilato de metilo de polímeros de base de dentadura*. J Dent.; 89: 1- 6.

- Becker C.H., Smith D.E., e Michols J.L. (1977): *A comparação da dentadura - técnica de processamento de base*. J Prosthet Dent; 37: 330 - 338.

- Blagojevic V., e Murphy U. M. (1999): *Polimerização por micro-ondas de material de base de dentadura. Um estudo comparativo*. J Oral Rehabil; 26: 804 - 808.

- Bural C., Aktas E.R., Deniz G., Unlucerci Y.M, e Bayraktar G.A. (2011): *Efeito da concentração de monómero residual de lixiviação em in vitro*

*citotoxicidade da resina acrílica para base de dentadura polimerizada a quente com diferentes ciclos de polimerização*. J Appl Oral Sci.; 19: 306 - 312.

- Braden M. (1964): *A absorção de água por resinas acrílicas e outros materiais*. J Prosthet.

Dent.; 14: 307 - 312.

- Bradly J.C.D., e Lang A.S.I.D. (2011): *Modelo de floresta aleatória para previsão de ponto de fusão*. Physik Z.; 11: 609 - 612.

- Branddup J.T., Immergat E.H., e Gralke E.A. (1999): *Polymer Handbook.* $4^{th}$ ed Wiley New York.

- Brewer J. (2010): *Lets make an Addition Polymer. Em Materials Science and Technology Teachers work shop Modules. Urbana - Champaign: Ciência e Tecnologia dos Materiais.*

- Brewer J.D., Wee A.Q., e Seghi R.F. (2004): *Advances in colour matching*. Dent Clin North Am.; 48: 341 - 358.

- Brown R.J.C., e Socken R.F.C. (2000): *Medida de ponto de fusão e simetria molecular.* J Chem. Edu.; 77(6): 724 - 729.

- Brosh T., Frestand N., Cardash H. e Baharav H. (2002): *Efeitos da polimerização sob pressão nas propriedades mecânicas de tração indireta de compósitos polimerizados leves*. J Prosthet Dent.; 88(3): 81- 388.

- Buyukyilimaz S., e Ruyter S.E. (1994): *Estabilidade de cor de polímeros de base de dentadura*. Int J Prosthodont; 7: 372 - 382.

## C

- Cekic Nagas I., Ergun G., Vallittu P., e Lassila L. (2008): *Influência do modo de polimerização no grau de conversão e micropush - out resistência de união do núcleo de resina usando diferentes sistemas adesivos*. Dent Mater J; 3: 376 - 385.

- Chow T.W., Ladizesky N.H.R., e Clarke D.A.S. (1992): *Resina acrílica reforçada com fibras de polietileno linear altamente afogadas, as suas propriedades mecânicas e outros aspectos da construção de próteses*. Aust. Dent. J.; 38: 28 - 38.

- Combe E.C. (1992): *Notas sobre materiais dentários.* $6^{th}$ ed. Edinburgh: Churchilli Livingstone, Pp 157 - 163.

- Compagnoni M.A., Barbosa D.B., e Souza R.F. (2004): *O efeito do ciclo de polimerização na porosidade em resina para base de dentadura processada por micro-ondas*. J Prosthet Dent.; 91: 281 - 285.

- Consani R.L., Demitti S.S., e Consani S. (2002): *Efeito de um novo sistema de tensão utilizado em frascos de resina acrílica na estabilidade dimensional de base de dentadura.* J Prosthet Dent.; 88(3): 285 - 289.

- Conslantinescu I.R., Ursache M., e Mardarez D. (2007): *Efeito do PH na rugosidade da superfície da resina acrílica de base de dentadura curada pelo calor.* J Dent.; 111(2): 477 - 481.

- Craig R.,G. (1989): *Restorative Dental Materials.* 11th ed Mosby Co.

Pp 119 - 121.

- Craig R.G., O'brien W.J., Powers J.M. (1996): *Materiais dentários: Propriedades e manipulação.* 6th ed Mosby Co. Pp.97- 98, 242 - 245.

- Craig R.G., Powers J.M., Wataha J.C. (2004): *Propriedades e Manipulação de Materiais Dentários.* 11th ed. Mobsy Inc.; Pp 20.

## D

- Darvell B.W. (2002): *Ciência dos Materiais para Medicina Dentária.* 7th . Ed. Edn Hong Kong Pokfulam.

- De Clerk J.B. (1987): *Polimerização por micro-ondas de resina acrílica utilizada em prótese dentária.* J Prosthet Dent.; 57: 650 - 658.

- Devlin T. (2005): *Textbook of* Biochemistry with clinical correlation. 6th ed. Hoboken NJ: Wiely-Liss, John Wiley & Sons.

- Dhir G.L., Berzins D.W., Dhuru V.B., Pariathan A.R., e Dentino A.C.M. ( 2007 ): *Physical Propertties of denture base of denture base resin potentially resistance to Candida adhesion.* J Prosthodont.; 16 : 465 - 472.

- Dogan O.M., Bolayer G., Keskin S., Dogan A., e Bek B. (2008): *A avaliação de algumas propriedades de flexão de resina acrílica de dentadura reforçada com várias fibras estéticas.* J Mater. Sci.; 19: 2343 - 2349.

- Durkan R, Ozel M.B., Bagis B, e Usanmaz A. (2008): *Uma comparação in vitro da polimerização em autoclave na resistência transversal de resinas de base de dentadura.* Dent. Mater. J.; 27(4): 640 - 642.

E

- Ebraheem S.N. (2014): *Uma avaliação do efeito da radiação de micro-ondas em pó seco e húmido de polimetilmetacrilato*. Dissertação de Mestrado. Faculdade de Odontologia / Universidade de Mosul.

- Elsherecksi N.W., Mohamed S.H., Arifin A.H.,e Ishak Z.A.M., (2014): *Caracterização térmica de poli (metilmetacrilato) preenchido com titanato de bário como material de base de dentadura*. J Phys. Sci.; 25(2): 15 -27

F

- Fatihallah A.A., Mohamed M.R., e Zia K.G. (2009): *Avaliação da estabilidade dimensional para bases de dentaduras em diferentes técnicas de polimerização*. Mater Dent J; 6(4): 389 - 393.

- Farina A.P., Cecchin D., Soares R.G., Botelho A.L., Takahashi J.M., e Mazzeto M.O. (2012): *Avaliação da dureza Vickers de diferentes tipos de resina acrílica para base de dentadura com e sem reforço de fibra de vidro*. Gerodontologia; 29: 155 -160.

- Faot F.S., Costa M.A., Cury A.A.N, e Rodrigues R.C.M. (2006): *Resistência ao impacto e morfologia de fratura da resina acrílica para dentadura*. J Prosthet Dent.; 96: 367 - 373.

- Feistel R.I., e Wanger W.J. (2006): *O ponto de fusão da água purificada foi medido como 0,00252±0,0002*. J Phys Chem Ref.; 35(2): 1021-1047.

- Ferreira A.J. (2009): *Códigos MATLAB para análise de elementos finitos*. Springer. (http : // pt. wikipdia. org / wiki / MATLAB.

- Franklin P., Wood D.J., e Bubb N.L. (2005): *Reforço da base de prótese (PMMA) com flocos de vidro*. Dent. Mater.;21: 365 - 370.

- Fritell D.N., e Green A.J. (1981): *Distorção pré-facial posterior relacionada com a temperatura de processamento*. J Prosthet Dent.; 45(6): 598 - 601.

G

- Galvao A.P., Jacques L.B., Dantas L., Mathias P., e Mallmann A.D. (2010): *Efeito do batom na cor da resina composta em diferentes tempos de aplicação*. J Appl Oral Sci.;18: 566 - 571.

- Gangadhar J.J., e Salah I.S.T. (2001): *Resistência à flexão da resina de dentadura de polimetilmetacrilato polimerizada pelo calor reforçada com fibras de vidro, aramida ou nylon.* J Prosthet Dent.; 86(4): 424 - 427.

- Ganzarolli S.M., Mello J.A., Shinkai R.S., e Bel Gury A.A. (2007): *Adaptação interna e algumas propriedades físicas da polimerização de resina para base de dentadura à base de metacrilato - por diferentes técnicas.* J Biomed. Mater.; 82: 169 - 173.

- Gettleman L.W., Nathanson D.V., e Myerson R.L. (1977): *Efeitos de procedimentos de cura rápida em materiais de implante de polímero.* J Prosthet Dent.; 37: 74 - 82.

- Goiato M.C., Santos D.M., Haddad M.F., e Pesqueira A.A. (2010): *Efeito do envelhecimento acelerado na microdureza e estabilidade de cor de resinas flexíveis para próteses dentárias.* Braz Oral Res.; 24: 114 - 119.

- Goiato M.C., Zuccollotti, B.C., Moreno A., Santos D.M., Pesqueira A.A., e Dekon S.F.C. (2011): *Alteração de cor de forros de próteses moles após armazenamento em café e coca-cola.* Gerodontolog.; 28: 140 - 145.

- Gonçalves T.S., Morganti M.A., Campos L.C., Rizzatto S.M., e Memez M. (2006): *Alergia a resinas acrílicas autopolimerizadas em um*

*pacientes de ortodontia.* Am J Orth. & Dent. Fac. Orth.; 129: 431 - 435.

- Graig R.G., O' Brain W.J., e Powers J.M. (1996): *Propriedades dos materiais In: Dental Materials.* 6th ed St. Louis: Mosby; p.14.

- Graig R.G., O' Brain W.J., e Power J.M. (2000): *Propriedades e Manipulação de Materiais Dentários.* 7th Edn st.Louis:The CV Mosby Co ; 257 - 282.

- Grant A.A. (1992): *Problemas com polímeros em medicina dentária.* Br Polymer J ; 10: 241 - 244.

- Greener E.H., Harcourt, J.K., Lautenschlager E.P (1972): *Ciência dos Materiais em Medicina Dentária.* Baltimore; Williams and Wilkans Pub. Co.

- Gugwad R.S., e Nagaral S. (2010): *Efeito da curva convencional e de micro-ondas na resistência de união entre a resina de base de dentadura e dentes acrílicos com diferentes tratamentos de superfície.* Int. J Dent. Clin. ; 2(4): 41 - 45.

- Guler A.U., Yilmiz F., Kulunk T., Guler E., e Kurd S. (2005): *Efeitos de diferentes bebidas na capacidade de mancha de material de restauração provisória de resina composta.* J

Prosthet Dent ; 94: 118 - 124.

**H**

- Harrison A., Hugget R., e Jagger R.C., (1978): *O efeito de um agente de ligação cruzada na resistência à abrasão e resistência ao impacto de um material de base de dentadura de resina acrílica.* J Dent.;6: 299 - 304.

- Hatim N.A., Taqa A.A., e Hassan R.H. (2004): *Avaliação do efeito da técnica de polimerização na propriedade de cor da resina acrílica.* AL - Rafiidain Dent J; 4(1): 28 - 33.

- Hugget R.R., Brooks S.G., e Bates J.F. (1984): *O uso da análise termo - mecânica na medição da temperatura de transição vítrea de polímeros de base de dentadura de resina acrílica.* Laboratory Practice ; 33: 76 - 78.

- Hugget R.R., Brooks S.G., Campbell A.M., Satguranathan R., e Bell G.A. (1990): *Evalaution of analytical techniques for measurment of denture base acrylic resin glass transion temperature.* Dent Mater.; 6: 17 - 19.

- Heydecke G., Locker D., Awad M.A., Lund J.P., e Feine J.S. (2010): *0ral e saúde geral - qualidade de vida relacionada com próteses convencionais e implantes.* Comunity Dent Oral Epidemiol; 31: 161- 168.

- Hong G., Murata H.F., Li Y., Sadamori S., e Hamada T. (2009): *Influência dos produtos de limpeza dentária na estabilidade da cor de três tipos de resina acrílica para base de dentadura.* J Prosthet Dent.; (101): 205 - 213.

**J**

- Jagger D.C., Jagger R.G., Allen S.M., e Harrison A. (2002): *Uma investigação sobre a resistência transversal e de impacto da resina acrílica de base de dentadura de alta resistência.* J Oral Rehabil.; 29 (3): 263 - 267.

- Jagger R.G., e Huggett R.B.N. (1990): *Efeito da ligação cruzada nas propriedades de sorção de um material de base de dentadura.* J Prosthet Dent.; 37: 74 - 82.

- Jarge J.H., Giampaolo E.T., Machado A.L., e Vergani C.E. (2003): *Citotoxicidade de resinas acrílicas para base de dentadura: Uma revisão de literatura.* J Prosthet Dent.; 90:190 - 193.

- Jeffeires S.R. (2007): *Acabamento abrasivo e polimento em odontologia restauradora: um estado da arte - revisão.* Dent Clinc North Am.; 51: 379 - 397.

- Jeromolmov L.V., Jagger R.G., e Milward S.I. (1991): *Efeito do ciclo de cura na temperatura de transição do vidro da base de prótese acrílica.* J Dent; 19(4): 245 - 248.

- Jeromolmov L.V., Jagger R.G., Milward P.J. (1994): *Efeito do comprimento do encadeamento de ligação cruzada na transição de vidro da massa - resinas de polimetacrilato moldadas.* Ata Stomatol Croat; 28:18 - 26.

- Jerro L.V., Brooks S.C., Huggett R., e Bates J.F. (1989): *Cura rápida de materiais acrílicos para base de prótese.* Dent. Mater.; 5:18 - 22.

- John J., Gangahidar S.A., e Shah I.H. (2001): *Resistência à flexão da base de prótese de PMMA polimerizada a quente reforçada com aramida de vidro ou fibras de nylon.* J Prosthet Dent.; 86: 424 - 427.

- Jorge J.H., Glampaolo E.T., Machado A.L., e Vergans C.E. (2003): *Citotoxicidade da resina acrílica para base de dentadura. Uma revisão da literatura.* J prosthet Dent; 90 (2): 190 - 193.

## K

- Karaagaclioglu L., Can G., Yilmaz B., Ayhan N., Semiz O., e Levent H. (2008): *A aderência de Candida Albicans à resina acrílica reforçada com diferentes fibras.* J Mater. Sci. Mater. Med.;19: 959 - 963.

- Kasina S.P., Ajaz T.G., Ahili S., Surapaneni H., Cherukur M. e Srinath H.P. (2014): *Avaliar e comparar as porosidades na base de dentadura mandibular de resina acrílica processada por duas técnicas de polimerização diferentes, usando duas marcas diferentes de resinas de base de dentadura disponíveis comercialmente - um estudo in vitro.* J Int. Oral Health; 6 (1): 72 - 77.

- Keller J.C., e Lautenchlager E.P. (1985): *Redução da porosidade e seu efeito associado na resistência à tração diametral da resina acrílica activada.* J Prosthet Den.; 53: 374 - 379.

- Kine B.B., e Navak R.W. (1985): *Acrylic and methacrylate ester polymers.* Encycl Poly Sci & Eng. Wiley; Nova Iorque: 262.

- Koroglu D.A., Ozdemir T., Sanmaz S.A.M. (2009): *Um estudo comparativo das propriedades mecânicas da resina de base de dentadura reforçada com fibra.* J App Polym

Sci.; 113 (2): 716 - 720.

- Kuhar M., e Funduk N. (2005): *Efeitos das técnicas de polimento na rugosidade da superfície de resinas acrílicas para base de dentadura.* J Prosthet Dent.; 93 : 76 - 85.

L

- Labella, R.S., Guida L., e Bocallate A. (1990): *Absorção de água por resinas de base de dentadura.* Arch Stomatol J.;31: 297 - 306.

- Labuzat T., e Meister J. (1992): *Um método alternativo para medir o potencial de aquecimento de micro-ondas.* J Inter. Energy; 27(4): 205 - 208.

- Lai C.P., Tsia M.H., Chen M., Chang H.S., e Tay H.I.H. (2004): *Propriedades das resinas acrílicas para prótese dentária curadas por energia de micro-ondas e banho-maria convencional.* J Prosthet Dent.; 20: 133 - 141.

- Lee S.Y., Lai Y.L., e Hsu T.S. (2002): *Influência da condição de polimerização na eluição do monómero e na microdureza da resina de polimetacrilato polimerizado automático.* Euro J Oral Sci.; 110: 179 -183.

- Machado C., Sanchez E.B., Azer S.S., e Uribe J.M.S. (2007): *Estudo comparativo da resistência transversal de três materiais de base de dentadura.* J Prosthet Dent; 35(12): 930 - 933.

- Madhyastha P.S., e Kotain R. (2013): *Efeito de soluções de coloração na estabilidade de cor de resinas acrílicas para base de dentadura. Uma avaliação espectrofotométrica.* J Pharm. Biol. Chem. Sci.; 4(1): 549 - 559.

- Mang T.R., Jr Z., e Latta M.A. (2005): *Propriedades físicas de quatro resinas acrílicas para base de dentadura.* J Contemp Dent Pract.; 15(6): 93 -100.

- Martin N.D., Bell H.K., Longman L.P., e King C.M. (2003): *Reação orofacial a metacrilatos em materiais dentários. Um relatório clínico.* J Prosthet Dent.; 90: 225 - 227.

- May K., Razzoog M., Koran A., e Robinson E. (1992): *Resinas de base de dentadura: estudo comparativo da estabilidade da cor.* J Prosth. Dent.; 68: 78 -82.

- McCabe J.F., e Walls A.W. (2008): *Applied Dental Materials.* 9th ed Blackwell Publishing Ltd.

- McGrath J.E., Wilkes G.L., e Ward T. (2001): *Polymer Short Notes*; 2nd ed: W[ley. Nova

Iorque.

- Memon M.S., Yunus N., e Abdul Razak A.A. ( 2001 ): *Algumas propriedades mecânicas de um polímero de base de dentadura altamente reticulado, polimerizado por micro-ondas e moldado por injeção.* Int J Prosth.; 14(3): 214 - 218.

- Meng T.R., e Latta M.A. (2005): *Propriedades físicas de quatro resinas acrílicas para base de dentadura.* J Contemp Dent Pract.; 6:93 - 100.

- Ming X.C., Changxi S., e Weishou H. (1996): *Procedimento de processamento rápido para polimerização a quente de polimetilmetacrilato (PMMA) numa panela de pressão com controlos automáticos.* J Prosthet Dent.; 76: 445 - 447.

- Mirza F.D. (1961): *Estabilidade dimensional de próteses de resina acrílica avaliação clínica.* J Prosthet Dent.; 11(5): 848 - 857.

- Mohamed S.H., AL - Jadi A. M., e Ajaal T. (2008): *Utilização da análise (HPLC) para avaliação do conteúdo de monómero redidual em material de base de dentadura e o seu efeito nas propriedades mecânicas.* J Phys Sci.; 19 (2): 127 - 135.

- Monson M.H. (1988): *A panela de pressão como um esterilizador a vapor.* Trop Doct.; 18: 159 - 160.

- Murry C.A., Boyd P.T., Young B.C., Dhar S., Dickson M., e Currie J. N. ( 2007 ): *A survey of denture identification marking within in the United Kingdom.* Br. Dent. J.; 203(24): 652 - 656.

N

- Narva K.K., Lassila L.V., e Vallittu P.K. (2005): *Flexual fatigue of denture base polymer with fiber - reinforced composite reinforcement.* Composites Part A: Aust Prosthodont J.; 36: 1275 -1281.

- Na - Yong T., e Heesu L. (2008): *Wettability of denture relining materlials under water storage over time.* J Prosthet Dent.;(3): 22 - *26.*

- Nevzatoglu E., Oscan M., Oskan Y. K., e Kadir (2007): *Aderência de acrílicos de base de dentadura de Candida e materiais de revestimento resiliente à base de silicone com diferentes acabamentos de superfície.* J Clin Oral Inevs.; 11(3): 231 - 237.

- Nikawa H., Sadamori S., Hamada T., Satao N., e Okuda K. (1989): *Aderência não específica de espécies de Candida a vidro modificado por superfície*. J Med Vet Mycol.; 27: 269 - 271.

- Nikawa H., e Hamada T. (1990): *Binding of salivary or serum proteins to Candida albicans in vitro*. Arch Oral Biol; 17: 138 - 144.

- Noort van R. (2002): *Propriedades químicas In: Introdução aos Materiais Dentários*. 2nd ed. Londres: Mosby. p.62.

## O

- O' BrienW .J. (2008): *Materiais dentários e sua seleção* .

4th ed.Quintessence publishing Co, Inc, impresso no Canadá Pp: 327 - 328.

- Odian G. (1981): *Principles of Polymerization*. 2nd ed; Wiley: New York. Pp 64 - 49.

- Oliveira V.M.B., Leon B.T., e Cury A.A.D. (2003): *Influência do número e posição dos frascos na liberação de monômero, dureza Knoop e porosidade de uma resina acrílica curada por micro-ondas*. J Oral Rehabil; 30: 1104 - 1108.

- Oyawale F.A., e Olaoye A.E. (2007): *Projeto e construção de uma autoclave*. J Sci.Tech.; 8(2): 224 - 230

- Ozkan Y.K., Sertgoz A., e Gedik H. (2003): *Efeito da termociclagem na força de ligação à tração de seis forros de dentadura resilientes à base de silicone*. J Prosthet Dent.; 89: 303 - 310.

## P

- Parvizi A.L., Lindquist T., Schneider R., Williamson D., Boyer D., e Dawson D.V. (2004): *Comparação da precisão dimensional dos materiais de base de prótese moldados por injeção com a da resina acrílica convencional de pressão*. J Prosthodont; 13: 83 - 89.

- Pfeiffer P.A., e Roseabauer E.U. (2004): *Monómero de metacrilato residual, sorção de água e solubilidade em água de materiais de base de dentadura* hipoalergénicos. J Prosthet Dent.; 92 (1); 72 - 78.

- Phillips R.W. (1996): *Phillips Ciência dos materiais dentários*. 10th ed. Philadelphia: WB Saunders Co, Pp: 237 - 272.

- Phoenix R.D. (1996): *Material de base de dentadura.* Dent. Clin. North Am; 40: 113 - 120.

- Podgorski M. (2010): *Síntese e caraterização de novos dimetacrilatos de diferentes comprimentos de cadeia como possíveis resinas dentárias*. Dent. Mater.;26: e 188 - e 194.

- Polyzois G.L., Zissis A.J., e Yannikakis S.A. (1995): *O efeito do glutaraldeído e da desinfeção por micro-ondas em algumas propriedades da resina acrílica para dentaduras*. J Int Prosth.; 8: 150 - 154.

## Q

- Quan R., Yang C., e Rubinsttein S. (1992): *Efeitos da radiação de micro-ondas em factores anti - infecciosos no leite humano*; 89 (4): 667 - 669.

- Quirynen M., Marechal M., Busscher H.J., Weerkamp A.H., Darius P.L., e Steenberghe D. (1990): *The influence of surface free energy and surface roughness on early plaque formation: an in vitro study in man.* J Clin. Periodontol; 17: 138 - 144.

## R

- Radford D.R., Sweet S.P., Challocambe S.J., e Walter J.D. (1998): *Aderência de Candida albicans a materiais de base de dentadura com diferentes acabamentos de superfície.* J Dent.; 26: 577 - 583.

- Radford R.A. (1990): *Desenvolvimento e avaliação adicionais de materiais de base de dentadura de alta resistência ao impacto.* J Dent.; 18: 151 - 157.

- Ravi M.B., Dhakshaini M.R., Gujjari A.K., Sowmya S., e Roghavendra K.N. (2013): *The effectivness of microwave sterilization on the hardness of silicone and acrylic base soft reliners*. World App Sci.; 22(3): 313 - 318.

- Ravnholt G.E., e Kabber S.B. (1994): *Rugosidade da superfície da mucosa oral e sua reprodução em materiais dentários.* J Dent.; 22: 169- 174.

- Rejab L.T. (2011): *Análise digital da cor da resina acrílica curada pelo calor (usando scanner).* AL-Rafidain Dent J.; 11(1): 183 - 189.

- Rizzati C.M., e Ribeiro M.C. (2009): *Influência do investimento em frasco duplo e do aquecimento por micro-ondas na porosidade superfacial, rugosidade superficial e dureza*

*Knoop*. J Prosthet Dent;18: 503 - 506.

- Robert White G.L.I. (1990): *Espectroscopia de infravermelhos por transformada de Fourier em cromatografia e suas aplicações*. J Phys. Sci; 20(5):1-12.

- Rose E.C., Bumann J.J., Jouas I.E., e Kappert H.F.I. (2000): *Contribuição para a avaliação biológica de materiais acrílicos ortodônticos*. Orofac Orthop; 61 (4): 246 - 257.

- Rueggeberg F.A. (1994): *Determinação da cura da resina utilizando análise por infravermelho sem padrão interno*. Dent Mater; 10 (4): 282 - 286.

- Rutgers M., Maarten A.A., e Labuza T. (1999): *Física no interior do forno de micro-ondas*. J Inter. Energia; 20: 441 - 448.

- Rulyter I.E., e Oysaed H. (1982): *Conversão de polímeros de base de dentadura*. J Biomed. Mater. Res.; 16 (5): 741 - 754.

- Ruyter I.E., e Svendsen S.A. (1980): *Propriedades de flexão de polímeros de base de dentadura*. J Prosthet Dent.; 43: 95 - 104.

- Sadamori S., Shigato N., Hamada T., e Okuda A. (1990): *Um método para determinar o monómero residual em resina acrílica usando metiletil cetona*. Aust Dent J.; 35: 509 - 513.

- Sartori E., Smidt B.C., Mota E.G., Hirakata L.M., e Shinkai R.S., (2008): *Acumulação de procedimentos de desnaturação na microdureza e estabilidade tridimensional de uma resina de base de dentadura de polimetilmetacrilato*. J Biomed Mater Res B Appl Biomater.; 86(2): 360 - 364.

- Schneider R.L., Curetis E.R., e Clancy J. (2002): *Resistência à tração de dentes de prótese de resina a uma base de prótese processada por micro-ondas ou calor*. J Prosthet Dent.; 88(2): 145 - 150.

- Shim J.S., e Watts D.C. (1999): *Concentrações de monómero residual na resina acrílica da base da prótese após um revestimento macio adicional, ciclo de cura pelo calor*. J Dent Mat.; 15 (4): 296 - 300.

- Shine W.S., Schwartz B., Wander S.L., e Baran G.R. (1993): *Determinação do grau de cura de resinas dentárias usando (FTIR)*. Dent Mater.; 9 (5): 317 -324.

- Slowinnski E.J., Wolsey W.C., e Rossi R.C. (2011): *Princípios Químicos no Laboratório*. 10th ed. Brooks Cole Cengage Learning Pp:1- 10.

- Sykora O., e Sutto E.J. (1997): *Melhor ajuste da prótese completa maxilar processada em gesso de pedra de alta expansão.* J Prosthet Dent.; 34: 11 - 15.

T

- Taylor P.B. (1994): *Resina acrílica, e sua manipulação.* J Am Dent Assoc.; 28: 373 - 387.

- Tondon R., Gupta S., e Agarwal S. (2010): *Material de base de dentadura do passado para o futuro.*Indian. J Dent Sci; 2 (2): 33 - 39.

- Tornavoi D.C., Agnelli J.A., Lepri C.P., Mazzetto M.O., Boteelho A.L., e Soares R.Gn. (2012): *Avaliação da dureza superficial de resinas acrílicas curadas submetidas ao envelhecimento artificial acelerado.* Minerva Stomatol; 61: 283 - 288.

- Tsuchiya H., Hoshino Y., Tajima K., e Takagi N. (1994): *Condução e citotoxicidade de formeldeído e metacrilato de metilo a partir de material de base de dentadura de resina acrílica.* J Prosthet Dent.; 71: 618 - 624.

- Tucker T.N. (1981): *Alergia à base de dentadura de resina acrílica.* J Prosthet Dent.; 46: 987 - 993.

- Tuna S.H., Keyf F.R., Gumus H.O., e Uzun C.M. (2008): *A avaliação da sorção de água /solubilidade de várias resinas acrílicas.* Eur J Dent.; 2: 191 -197.

- Turner D.T. (1982): *PMMA mais água: cinética de sorção e mudanças volumétricas polímero.*; 23: 197 - 202.

U

- Ulusag M., Ulusay N., e Aydin A.K. (1986): *Uma avaliação da técnica de polimento na rugosidade da superfície de resinas acrílicas.* J Prosthet Dent.; 56: 107 - 112.

- Unalan F., Dikbas I., e Gurbuz O. (2010): *Resistência transversal do poli metacrilato reforçado com diferentes formas e concentrações de fibras de vidro.* OHDMBSC Vol IX - NO3.

- Undurwade J.H., e Sidhay A.B. (1989): *Cura de resina acrílica em panela de pressão doméstica: Um estudo do teor de monómero residual.* Quintessência. I; 20(2): 123-129.

- Unemato K., e kurata S. (1997): *Estudo básico de uma nova resina de base de dentadura aplicando monómero de metacrilato hidrofóbico.* Dent Mat J.;16 (1): 21 - 30.

- Unemoria M., Matsuyaa Y., Atsuyat S., Akoshin A., Akaminea A., e Maidosh H. (2003): *Absorção de água de poli metacrilato de metilo*

*contendo anidrido trimelítico de 4-meta -acriloxietilo.* Biomaterials; 24: 1381 - 1387.

- Urbano V.M., Machado A.L., e Oliveria R.U. (2007): *Monómero residual de resinas acrílicas de reembasamento. Efeito do banho-maria e do tratamento pós-polimerização por micro-ondas*. Dent. Mat.; 23(3): 363 - 368.

- Urban V.M., Machado A.L.,Vergani C.E., Jorge E.G., Leite E.R., e Canevarolo S.V. (2007): *Grau de conversão e peso molecular de uma base de dentadura e três resinas de reembasamento submetidas a tratamento pós-polimerização.* Mater. Res.; 10 (2): 191 - 197.

- Usanmaz A., Ates J., e Dogan A. (2003): *Propriedades térmicas e mecânicas de micro-ondas e calor - curado ( PMMA ).* J Appl Polym Sci.; 90: 251 - 256.

- Uzun G.H., Horsek N., e Tiucer T. (1999): *Effect ofive woven fiber reinforecement on the impact and transverse strength of denturbase resin.* J Prosthet Dent.; 81(5): 616 - 620.

V

- Vallittu P.K. (1996): *A review ofiber reinforced denture base resins*. J Prosthodont.; 5(4): 270 - 276.

- Vernon M.M. (2009): *Autoclave, tipos, usos e técnica*. J Phys. Sci.; 56 (1): 599 - 609.

- wallace P.W., graser G.N., myres N.I., e proskin H.M. (1991): *Precisão dimensional da resina de dentadura curada por energia de micro-ondas*. J Prosthet Dent; 66: 403 - 409.

- Waters L, Hamanaka I, Takahashi Y, e Shimizu H. (2012): *Propriedades mecânicas de injeção - resinas termoplásticas moldadas de base de dentadura*. Ata Odont. Scand.; 69: 75 - 82.

- Waters M.G., Williams D.W., Jagger R.G., e Lewis M.A.O. (1997): *Adesão de Candida albicans ao material experimental de revestimento macio da prótese*. J Prosthet. Dent.; 77: 306 - 312.

- Wee A.G., Lindsey D.T., Kuo S.A., e Johnston W.M. (2006): *Precisão de cor de câmaras digitais comerciais para uso em medicina dentária.* Dent Mater. ; 22(6): 553 - 559.

- Whitehend S.A., Shearer A.C., Watts D.C., e Wilson N.H.F. (1997): *Comparação de métodos para medir a rugosidade superficial da cerâmica.* J Oral Rehabil; 22: 421 - 427.

- Winkler S., e Vernon H.M. (1978): *Coloração de resina acrílica para base de dentadura.* J Prosthet Dent.; 40: 4 - 7.

- Wolfaardt J.F, Cleaton Jones P., e Fatti M. (1986): *A ocorrência deporosidade em uma resina de base de dentadura de polimetilmetacrilato curada pelo calor.* J Prosthet Dent.; 55: 393 - 400.

**X**

- Xia C.M., Shi C., e He W. (1996): *Procedimento de processamento rápido para polimetacrilato curado pelo calor numa panela de pressão com controlos automáticos.* J Prosthet Dent.; 76: 445 - 447.

- Yamauchi M., Yamamtok L., Wakabayashi M., e Kawano J. (1990): *Aderência in vitro de microrganismos à resina de base de dentadura com diferentes texturas de superfície.* Dent Mater J.; 9:19 - 24.

- Yannikakis S., Zissis A., e Polyzois G.G. (2002): *Avaliação da porosidade em resina acrílica processada por micro-ondas - usando um método fotográfico.* J Prosthet Dent.; 87: 613 - 619.

- Yunus N., Rashid A.A., Azmi L.L., e Abu - Hassan M.T. (2005): *Algumas propriedades de flexão do polímero de base de dentadura de nylon.* J Oral Rehabil; 32: 65 - 71.

**Z**

- Zappine G., Kammann A., e Wachter W. (2003): *Comparação de testes de fratura de materiais de base de dentadura.* J Prosthet. Dent.; 90: 578 - 585.

- Zissis A., Yannikakis S., Polyzois G., e Harrison A. (2008): *Um estudo a longo prazo sobre a libertação de monómero residual de materiais de prótese.* J Prosthet and Rest. Dent.; 16: 81- 84.

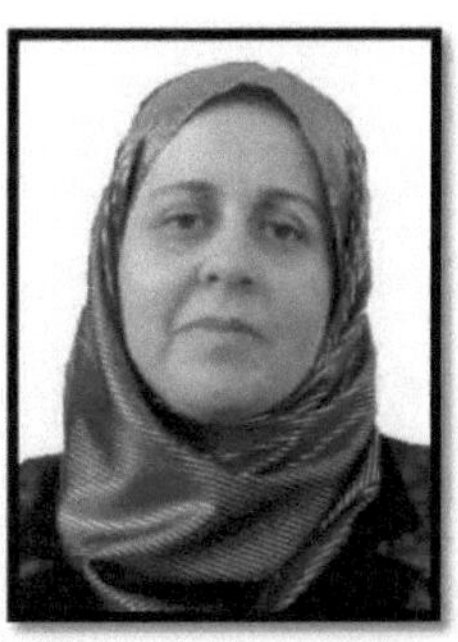

**Manar N. Y. Nazhat** é especialista em dentisteria protética no departamento de Maxilofacial e Implantes do hospital Al-Salam em Mosul / Iraque. Obteve a licenciatura em Medicina Dentária na Faculdade de Medicina Dentária da Universidade de Mossul, no Iraque, o mestrado em Medicina Dentária Protética na Universidade de Mossul, no Iraque, e o doutoramento em Medicina Dentária Protética na Universidade de Mossul, no Iraque. Publicou cinco artigos de investigação em revistas académicas nacionais e internacionais e é autora de um livro. Os seus interesses de investigação incluem dentisteria protética, prótese maxilofacial e implantologia. Correio eletrónico manarnazhat@yahoo.com .

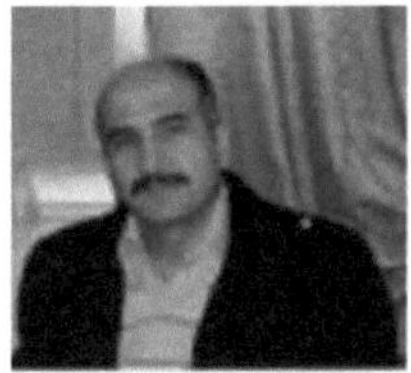

**Amer A. Taqa** é Professor de Ciências Básicas Dentárias na Universidade de Mosul, Mosul, Iraque. Obteve a licenciatura no Departamento de Química da Universidade de Mosul, Mosul, Iraque, e o mestrado no Departamento de Química, Mosul, Iraque, e o doutoramento em Química Dentária no Departamento de Química da Universidade de Mosul, Mosul, Iraque. Publicou 96 artigos de investigação em química dentária nacional e internacional, química médica e química inorgânica. É membro editorial de mais de 50 revistas internacionais. E - mail amertaqa @hotmail.com

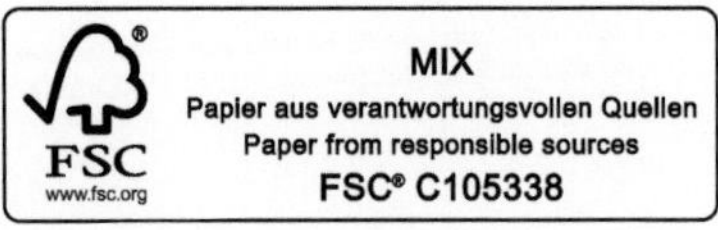


Printed by Books on Demand GmbH, Norderstedt / Germany